Ernährungsforschung

Wissenschaft und Praxis

Herausgegeben vom
Zentralinstitut für Ernährung
der Akademie der Wissenschaften
der DDR

in Zusammenarbeit mit
der Gesellschaft
für Ernährung in der DDR

der Arbeitsgruppe Ernährung
beim Nationalen Komitee für
Gesundheitserziehung der DDR

und dem Warenzeichenverband
Diätetische Erzeugnisse der DDR e.V.

THEORIA CUM PRAXI

Akademie-Verlag · Berlin

Heft 4 · 1975 · Band 20

Ernährungsforschung

Wissenschaft und Praxis

Schrift über gesunde Ernährung, ihre Grundlagen und Anwendung

Heft 4 · 1975 · Band 20

Inhalt

Herausgeber:
Zentralinstitut für Ernährung der Akademie der Wissenschaften der DDR
(Direktor: Prof. Dr. habil. H. Haenel)

in Zusammenarbeit mit
der Gesellschaft für Ernährung in der DDR (Vorsitzender: Prof. Dr. habil. H. Schmandke),
der Arbeitsgruppe Ernährung beim Nationalen Komitee für Gesundheitserziehung der DDR
(Leiter: Prof. Dr. habil. H.-A. Ketz) und
dem Warenzeichenverband Diätetische Erzeugnisse der DDR e.V. (Generaldirektor: F. Schmidt)

Redaktion: Dr. F. Baum (verantwortlicher Redakteur), Dr. J. Proll
Zentralinstitut für Ernährung, DDR 1505 Bergholz-Rehbrücke, Arthur-Scheunert-Allee 114—116

Von den abgedruckten Beiträgen stehen den Autoren keine Sonderdrucke zur Verfügung

Erschienen im Akademie-Verlag, 108 Berlin, Leipziger Str. 3—4

Lizenznummer: 202 · 100/536/75
Gesamtherstellung: VEB Druckerei „Thomas Müntzer", 582 Bad Langensalza
Bestellnummer: 762 068 8 (2074/20/4) · LSV 2045
Printed in GDR
VEP 5,—

Die Akademie der Wissenschaften und ihre Beziehungen zur Ernährungsforschung

H. Haenel

Am 11. Juli 1975 feiert die Akademie der Wissenschaften der DDR die 275. Wiederkehr des Tages, an dem von G. W. Leibniz die Kurfürstlich-Brandenburgische Sozietät der Wissenschaften in Berlin errichtet und dieser große deutsche Gelehrte zu ihrem ersten Präsidenten ernannt wurde.

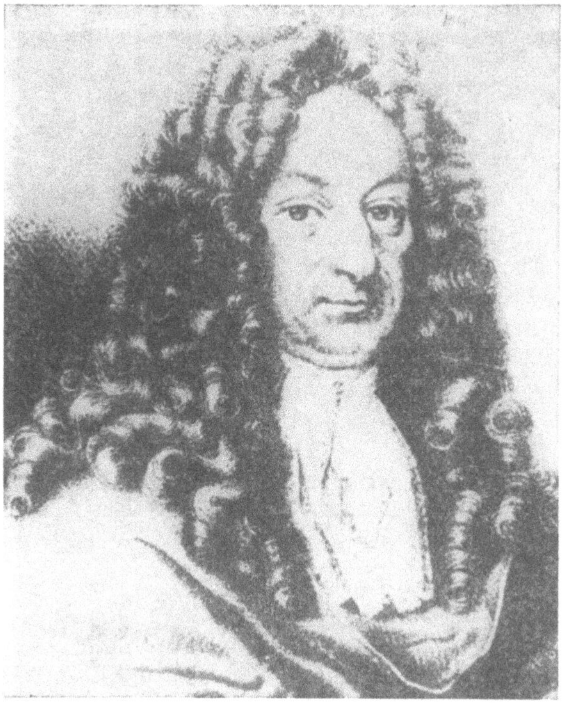

Gottfried Wilhelm Leibniz (1. 7. 1646–14. 11. 1716) war eine herausragende Persönlichkeit, die das Wissen ihrer Zeit beherrscht und ihre Epoche stark beeinflußt hat. Er war ein Enzyklopädist, Kenner und schöpferischer Forscher zugleich in den Naturwissenschaften, in der Philosophie, Theologie, Mathematik, Technik, Geschichte, Staatswissenschaft und Rechtswissenschaft. Das Ziel seines Lebens war die Schaffung einer Einrichtung, in der die Wissenschaftler aller Disziplinen im internationalen Rahmen dem wissenschaftlichen Fortschritt gemeinsam dienen würden. Aus dieser Idee kam sein entscheidender Beitrag zur Errichtung nationaler Akademien und damit für die allgemeine wissenschaftliche Entwicklung.

Ein für den brandenburgischen Kurfürsten bestimmtes Schreiben gibt die Gedanken von Leibniz über Ziel und Aufgaben einer zu gründenden Gesellschaft wie folgt wieder: „Solche churfürst. Societät müßte nicht auf bloße Curiosität oder Wissensbegierde oder bei der bloßen Erfindung nützlicher Dinge ohne Applikation und Anbringung beruhen, sondern man muß gleich anfangs das Werk samt der Wissenschaft auf den Nutzen richten ..." „Wäre demnach der Zweck, theoriam cum praxi zu vereinigen, und nicht allein die Künste und Wissenschaften, sondern auch Land und Leute, Feldbau, Manufacturen und Commercien, und mit einem Wort, die Nahrungsmittel zu verbessern ..."

Es steht also am Anfang unserer Akademie bereits die Forderung, auch „die Nahrungsmittel zu verbessern", Ernährungswissenschaft zu betreiben.
Leibniz interessierte sich selbst für Fragen der Lebensmitteluntersuchung; er empfiehlt als Marschverpflegung für Soldaten „Kraft-Compositiones", die Fleischextrakt und Zucker enthalten. Letzterer hindere einerseits die Fäulnis und sei andererseits ein treffliches Nähr- und Kräftigungsmittel. Er teilt auch mit, daß man Fleisch durch Eintauchen in geschmolzenen Zucker für kurze Zeit haltbar machen kann. Von dem Physiker Papin (1642–1712), der den ersten Dampfkochtopf zur Lebensmittelkonservierung entwickelte, wurde er auf die Möglichkeit zur Herstellung von Fleischkonserven hingewiesen, bemühte sich allerdings vergeblich um die gewerbliche Nutzung.
Es wäre weiterer Studien wert, inwieweit Fragen der Lebensmittelforschung in den ersten Jahrzehnten der Sozietät Gegenstand der Betrachtung waren. Viel ist nicht zu vermuten, denn es fehlte an Männern, die diese Konzeption eines Leibniz von der Sache her hätten verwirklichen können, zum anderen verhinderten die Bevormundung durch den preußischen Militärstaat und der Mangel an finanziellen Mitteln eine angemessene Entwicklung.
Die Ernährungswissenschaft als eigenständige Forschungsrichtung entwickelt sich erst viel später, vor etwa 100 Jahren, als systematische Arbeiten zur Analytik der Lebensmittel und zur physiologischen Betrachtung von Nahrung und Ernährung einsetzten, als sich die Lebensmitteltechnologie auf zunehmend wissenschaftlicher Basis entwickelte. Zuvor sind es besonders Chemiker, Apotheker und Physiker, die auf einzelnen Gebieten Grundlagen schaffen; ihnen folgen Hygieniker und Physiologen mit speziellen Interessen für Probleme der Nahrung und Ernährung.
Zahlreiche Ordentliche, Korrespondierende oder Auswärtige Mitglieder der Akademie haben wesentliche Beiträge dazu geleistet, um „theoriam cum praxi" zu vereinigen und „die Nahrungsmittel zu verbessern":

F. Hoffmann (1660–1742)

Professor der Medizin in Halle, analysiert und untersucht Fette und ätherische Öle, Eier, Wein und Kochsalz; unterteilt die Mineralwässer in alkalische, Salz- und Bitterwässer, Eisen- und Schwefelwässer; entwickelt Ernährungsempfehlungen.

A. S. Marggraf (1709–1782)

Apotheker, später Direktor der physikalischen Klasse der Akademie; entdeckt in der Runkelrübe den Rübenzucker und liefert den Ansatz für die entsprechende Industrie.

L. Spallanzani (1729–1799)

Italienischer Naturforscher und Forschungsreisender; untersucht die Verdaulichkeit von Eiweiß und wandte sich gegen die Urzeugung, indem er nachweist, daß in aufgekochter Flüssigkeit keine Organismen erscheinen können.

C. Achard (1753–1821)

Direktor der physikalischen Klasse der Akademie; entwickelt eine Anlage zur Gewinnung von Rübenzucker.

B. Thompson (1753–1814)

Gründer und Leiter eines Laboratoriums für Chemie und Physik in London; entwickelt aus Erbsen, Graupen, Kartoffeln, Kümmel, Lorbeerblättern und Nelken die sogenannte „Rumfordsche Suppe", die der Ernährung Hungernder in Notzeiten dient.

F. Hermbstädt (1760–1833)

Hofapotheker und Professor für Chemie, Pharmazie und Technologie an der Universität Berlin; veröffentlicht Arbeitsvorschriften zum Nachweis von Pflanzen-Inhaltsstoffen; charakterisiert Eiweißstoffe; befaßt sich mit der Bestimmung von Milchzucker und Milchsäure und der Herstellung von Ahornzucker. Weitere Arbeiten betreffen die Herstellung von Sirup aus Stärke, die Likörherstellung und das Bierbrauen.

L. N. Vauquelin (1763–1829)

Professor der Chemie in Paris, entdeckt im Spargel das Asparagin und im Eidotter das Lezithin.

L. J. Gay-Lussac (1778–1850)

Professor für Chemie und Physik in Paris; führt die Maßanalyse in die Chemie ein; vervollkommnet die organische Elementaranalyse; erforscht die alkoholische Gärung; weist die Existenz des Alkohols im Wein nach; erkennt, daß Stärke und Zucker gleiche Grundformeln haben und daß sich Glukose aus Holz herstellen läßt.

J. Berzelius (1779–1848)

Professor für Chemie und Pharmazie an der Medizinschule in Stockholm; veröffentlicht Arbeiten über Fleischmilchsäure, Fleischextrakt und über fleischbrühähnliche „Gerüche" von hydrolysiertem Fleisch.

M. E. Chevreul (1786–1889)

Professor für angewandte Chemie in Paris; klärt die Natur der Fette als Verbindungen aus Glyzerin und Fettsäuren auf; erläutert den Vorgang der Verseifung, findet Stearinsäure, Ölsäure, Valeriansäure, Buttersäure, Kapronsäure, Kaprinsäure und analysiert das Glyzerin; prägt die Bezeichnung „Margarine" in der Annahme, sie enthalte C_{17}-Margarinsäure; findet und benennt das Cholesterin in der Galle; entdeckt das Kreatin im Fleischextrakt.

J. B. Dumas (1800–1884)

Professor der Chemie in der Schweiz; entwickelt die volumetrische Stickstoffbestimmung und entdeckt die Homologie der Fettsäurenreihe. Kasein und Milch sind Gegenstand weiterer Untersuchungen.

F. Wöhler (1800–1882)

Professor der Chemie in Göttingen; gelingt die Harnstoffsynthese aus anorganischen Stoffen.

J. B. Boussingault (1802–1887)

Professor in Lyon; liefert Beiträge zum Stickstoffgehalt in Futtermitteln, zum Klebergehalt des Mehles, zur Fettbildung, zur quantitativen Bestimmung von Ammoniak und zur Untersuchung von Kakao und Schokolade.

J. v. Liebig (1803–1873)

Der große Chemiker in Gießen und München betreibt grundlegende Forschungen zum Chemismus des Stoffwechsels und der Ernährung. Spezielle Themen sind: Zusammenhänge zwischen Kropf und Jodmangel, die Elementaranalyse für Kohlenstoff, Wasserstoff und Sauerstoff, die Untersuchung des Koffeins, die Reihenbildung organischer Säuren am Beispiel von Zitronen-, Wein-, Äpfel-, Ameisen- und Essigsäure. Später sind es physiologische Themen: die Metamorphose der Nahrungsmittel, Fragen der Respiration, der Bildung von Körperwärme durch die intermediäre Verbrennung der Grundnährstoffe und des Nährstoffverbrauchs. 1842 erscheint sein Buch „Die organische Chemie in ihrer Anwendung auf Physiologie und Pathologie" mit dem Ziel einer verbesserten Ernährung. Liebig regt neue Methoden der Lebensmittelverarbeitung an, die sich auf die Branntweinherstellung, die Bierbrauerei, die Weinbereitung, die Brotherstellung und die Kaffeebereitung beziehen. 1865 gibt er die Anregung zur Herstellung von Säuglingsnahrung aus Kuhmilch, Weizenmehl, Malzmehl, Natriumkarbonat; Backpulver und Fleischextrakt werden nach seinen Empfehlungen hergestellt.

M. v. Pettenkofer (1818–1901)

Ordinarius für Hygiene in München; schafft 1865 das erste Institut für Hygiene; untersucht den Einfluß der Ernährung im Rahmen der Gesamthygiene. Der zusammen mit Voit konstruierte Respirationsapparat dient der Feststellung des Sauerstoffverbrauchs und der Kohlendioxidabgabe bei körperlicher Arbeit und damit der Berechnung von Stoffwechselbilanzen. An Hand der Hippursäure im menschlichen Harn werden Einflüsse der Ernährung auf die Zusammensetzung des Harnes nachgewiesen.

C. v. Voit (1831–1908)

Professor der Physiologie in München; erwirbt sich Verdienste mit seinen ernährungsphysiologischen Versuchen u. a. über den Eiweißstoffwechsel, das Stickstoffgleichgewicht und über die Ermittlung des wünschenswerten Eiweißverzehrs.

E. Fischer (1852–1919)

Professor der Chemie in Erlangen, Würzburg und Berlin; arbeitet an der Strukturaufklärung vieler organischer Naturstoffe (Kohlenhydrate, Enzyme, Eiweißstoffe, Nukleinsäuren, Fette); klärt die Konstitution von Dextrose, Fruktose und Mannose auf und synthetisiert diese Zucker; isoliert Maltose und Laktose; erkennt Koffein, Theobromin und Theophyllin als Purinabkömmlinge und synthetisiert sie. Im Jahre 1902 wird ihm für seine Arbeiten auf dem Zucker- und Puringebiet der Nobelpreis verliehen.

M. Rubner (1854–1932)

Hygieniker und Physiologie in Berlin, schafft wesentliche Grundlagen zum Eiweiß- und Energieumsatz und ermittelt das physiologische Eiweißminimum. Wesentliches Ergebnis ist die Isodynamie-Regel: Die Austauschmöglichkeit isokalorischer Mengen von Fett, Kohlenhydrat und Eiweiß. Weitere Erkenntnisse sind die Proportionalität des Stoffwechsels ruhender Warmblüter (Grundumsatz) zur Körperoberfläche, die Entdeckung der spezifisch-dynamischen Wirkung der Nährstoffe und der Nachweis der Gültigkeit des Prinzips von der Erhaltung der Energie für Lebewesen. Er entwickelt das erste einwandfrei arbeitende Tierkalorimeter.

*

So gibt die Akademie mit ihren auf dem Gebiet der Lebensmittel- und Ernährungsforschung tätig gewesenen Mitgliedern zugleich einen repräsentativen Abriß der Geschichte dieses Wissenszweiges.
Mit der Weiterentwicklung zu einer sozialistischen Forschungsakademie der DDR erfahren die Forde-

rungen Leibniz' nach der Einheit der Wissenschaft im Dienste der Gesellschaft und — sinngemäß — nach einer angemessenen Lebensmittel- und Ernährungsforschung eine ganz neue Würdigung und Berücksichtigung.
Es ist ein glücklicher Umstand, daß Bestrebungen von C. A. Scheunert (1879—1957) nach einer zentralen Forschungsstätte für die umfassende Bearbeitung der Ernährungsforschung in diese Zeit fallen, in der die Akademie ihr neues Profil zu entwickeln beginnt. Scheunert, als Chemiker und physiologischer Chemiker auf Gebieten der Human- und Tierernährung tätig, hat wesentliche Beiträge zur Verdauungsphysiologie, zum Stoffwechsel, zum Bedarf und als Institut für Ernährung der Akademie der Wissenschaften anzugliedern, sind erfolgreich. Im Jahr 1957, in dem der 77jährige verstirbt, findet diese Eingliederung statt. Das heutige Zentralinstitut für Ernährung der Akademie der Wissenschaften der DDR verwirklicht damit die eingangs herausgestellten Forderungen von G. W. Leibniz, es setzt die 275jährige Tradition zahlreicher Mitglieder der Akademie fort, die an der Entwicklung der Ernährungswissenschaft im weitesten Sinne beteiligt waren, und es ist schließlich im Ergebnis der Einsicht, Vorausschau und Initiative C. A. Scheunerts zu der bestehenden Forschungseinrichtung entwickelt worden.

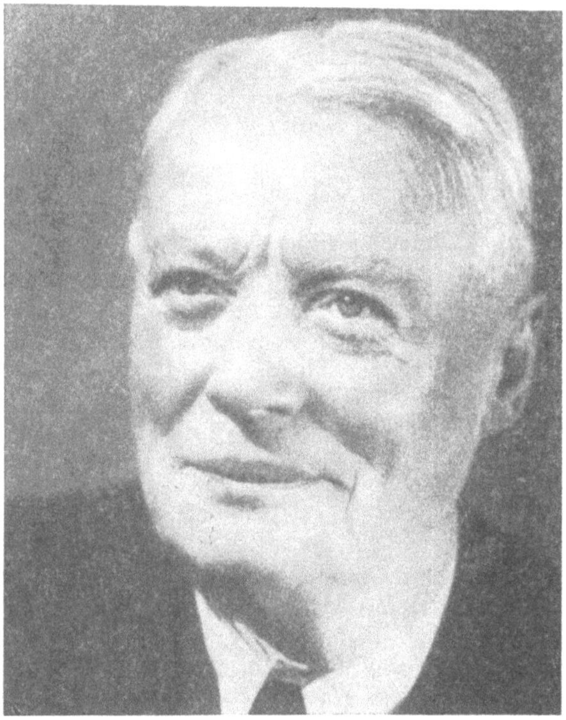

Prof. C. A. Scheunert

und zur Versorgung insbesondere von Vitaminen und Mineralstoffen geleistet. Seine Konzeption war es, die Aspekte der Lebensmittel- und der Ernährungswissenschaft grundsätzlich einheitlich zu betrachten und wissenschaftliche Aufgaben unter den Gesichtspunkt ihrer praktischen Nutzbarmachung zu stellen. Seine Bestrebungen, das 1946 auf Befehl des Marschalls der Sowjetunion W. Sokolowski gegründete Institut für Ernährung und Verpflegungswissenschaft beim Ministerium für Lebensmittelindustrie mit der Anstalt für Vitaminforschung und Vitaminprüfung beim Ministerium für Gesundheitswesen zu vereinen

Auf der Grundlage fortschrittlicher, der Volksgesundheit dienender Gesetze und Verordnungen arbeitet das Institut gemeinsam mit den für die Volksernährung und Lebensmittelbereitstellung zuständigen staatlichen und wissenschaftlichen Einrichtungen der DDR an den Grundlagen für die ständige Verbesserung der Volksernährung.

Prof. Dr. habil. H. Haenel
Zentralinstitut für Ernährung
der AdW der DDR
Potsdam-Rehbrücke

Aufruf zur Durchführung der »Woche der gesunden Ernährung 1975«

Wir wollen die Bemühungen unseres Staates um die Gesundheit aller Bürger auch im Jahre 1975 wirksam unterstützen, indem wir die „Woche der gesunden Ernährung" auf hohem Niveau und mit großer Effektivität durchführen. Auf Grund der Erfahrungen aller staatlichen und gesellschaftlichen Einrichtungen, die sich in den vergangenen Jahren aktiv in sozialistischer Gemeinschaftsarbeit an der Gestaltung der „Woche der gesunden Ernährung" beteiligt haben, werden in diesem Jahre folgende Schwerpunkte empfohlen:

— *die weitere Stabilisierung des Angebots an Lebensmitteln, die eine gesunde Ernährung fördern, besonders auf dem Lande*

— *die Verbesserung der Gemeinschaftsverpflegung in den Betrieben sowie der Schulspeisung*

— *die Intensivierung der Aus- und Weiterbildung auf dem Gebiet der gesunden Ernährung.*

Wir rufen daher alle staatlichen und gesellschaftlichen Leitungen auf, in enger Zusammenarbeit mit den Räten der Bezirke und Kreise die „Woche der gesunden Ernährung" unter rationellem Einsatz der verfügbaren Mittel in Form von Vortrags- und Verkostungsveranstaltungen, Wanderausstellungen, Schaufensterwettbewerben u. a. durchzuführen. Dabei sollen sich diese Veranstaltungen auf Betriebe der Land- und Nahrungsgüterwirtschaft, der Lebensmittelindustrie, des Groß- und Einzelhandels, auf alle anderen geeigneten Betriebe und Einrichtungen in den Bezirken und Kreisen sowie auf Betriebsakademien und Einrichtungen der Volksbildung konzentrieren.

Unter Nutzung aller Möglichkeiten der Öffentlichkeitsarbeit soll darüber hinaus eine breite Aufklärungstätigkeit für alle Bevölkerungsschichten über die Bedeutung einer vernünftigen Ernährung für Gesundheit und Wohlbefinden, für ein hohes Leistungsvermögen und ein hohes Lebensalter entfaltet werden.

Alle Bemühungen und Maßnahmen zur Vorbereitung und Durchführung der „Woche der gesunden Ernährung", insbesondere zur weiteren Verbesserung der betrieblichen Gemeinschaftsverpflegung und Schulspeisung, der Organisation von Aus- und Weiterbildungsveranstaltungen sowie der Erhöhung der Qualität der Produktion und des Angebots von Lebensmitteln, die die gesunde Ernährung fördern, sind in die Pläne des sozialistischen Wettbewerbs aller beteiligten Partner aufzunehmen.

Prof. Dr. Haenel
Direktor des Zentralinstituts
für Ernährung
der AdW der DDR

Schmidt
Vorstandsvorsitzender
des Warenzeichenverbandes
„Diätetische Erzeugnisse

Prof. Dr. Ketz
Nationales Komitee für
Gesundheitserziehung der DDR
Arbeitsgruppe Ernährung

Prof. Dr. Schmandke
Vorsitzender der Gesellschaft
für Ernährung in der DDR

Prof. Dr.-Ing. h.c. Leibnitz
Präsident der Urania

Fortschrittsberichte und Übersichten

Stand und Perspektive der Ernährungserziehung in der DDR*)

H.-A. Ketz

In der DDR haben wir erlebt, wie mit dem gesellschaftlichen Fortschritt, mit den Veränderungen der Eigentumsverhältnisse und mit der sozialistischen Umgestaltung der Landwirtschaft auch neue und immer bessere Bedingungen und Möglichkeiten für eine gesunde Ernährung aller Bürger geschaffen wurden. Seit Bestehen der DDR haben Partei und Regierung der ständigen Verbesserung der Versorgung sowie der gesunden Ernährung stets große Aufmerksamkeit geschenkt.
Mit der weiteren gesellschaftlichen Entwicklung gilt es, auch die Vorzüge des wissenschaftlich-technischen Fortschritts in der Nahrungsgüterproduktion auszubauen und zum Wohle der Menschen immer besser zu nutzen. Gleichzeitig entwickeln sich neue Arbeits- und Lebensbedingungen, die notwendige Veränderungen unserer Ernährungsgewohnheiten erfordern.
Hier einige grundsätzliche Bemerkungen zur Stellung und Funktion der Ernährungserziehung in der sozialistischen Gesellschaft.

Warum Ernährungserziehung?

Unter unseren gesellschaftlichen Bedingungen ist die Ernährungserziehung ein Teilgebiet des sozialistischen Gesundheitsschutzes und somit ein untrennbarer Bestandteil zielgerichteter, politisch-ideologischer, kulturell-erzieherischer, ökonomisch-technischer und medizinisch-sozialer Maßnahmen. Im Mittelpunkt steht der Mensch mit seiner Gesundheit, Leistungsfähigkeit und Schöpferkraft. Die Ernährungserziehung muß daher als ein wichtiges Teilgebiet des sozialistischen Gesundheitsschutzes in die Planung und Leitung aller gesellschaftlichen Prozesse eingeordnet werden.
Die Ernährungserziehung dient im Rahmen der Gesundheitserziehung der ständig besseren Befriedigung der materiellen und kulturellen Bedürfnisse des Volkes, der Entfaltung der sozialistischen Persönlichkeit des einzelnen und der gesellschaftlichen Beziehungen der Menschen untereinander. Damit gehört sie zu den bildenden und erzieherischen Maßnahmen zur Ausprägung eines sozialistischen Gesundheitsbewußtseins. Hierzu gehören die Entwicklung einer gesundheitsfördernden Lebensweise und die optimale Gestaltung der Arbeits- und Lebensbedingungen. Gleichzeitig hilft sie dem Menschen, seine gesellschaftliche und natürliche Umwelt selbst immer besser zu gestalten.
Im Rahmen der Gesundheitserziehung ist die Popularisierung von Kenntnissen auf dem Gebiet der gesunden Ernährung und die Erziehung der Bevölkerung zu einer richtigen, gesundheitsfördernden Ernährungsweise ein Schwerpunkt. Alle Maßnahmen auf dem Gebiet der Ernährungserziehung führen letztlich nur dann zum Erfolg, wenn sie gemeinsam mit den anderen Bildungs- und Erziehungsaufgaben der Gesundheitspropaganda und Gesundheitserziehung inhaltlich abgestimmt und gemeinsam verwirklicht werden.
Die sich ständig erweiternden Angebote an hochwertigen Lebensmitteln, die Verminderung der körperlichen Belastung durch Anwendung moderner Technik und die Beibehaltung alter Ernährungsgewohnheiten haben bei einem Teil unserer Bevölkerung zu gesundheitlichen Schäden geführt, für deren Behandlung jährlich ökonomische Aufwendungen von mehreren Milliarden Mark erforderlich sind. Diese für die Folgen einer Über- und Fehlernährung — wie z. B. Fettsucht, Zuckerkrankheit und Herzkreislauferkrankungen — ständig wachsenden Ausgaben führen zur Minderung unseres Nationaleinkommens. Mit der Einsparung dieser volkswirtschaftlichen Aufwendungen können beträchtliche Mittel für die Produktion freigemacht werden.

Erste Initiativen

Analysieren wir den Stand der Ernährungserziehung in der DDR, so ergibt sich folgender Überblick:
Auf Initiative des Warenzeichenverbandes „Diätetische Erzeugnisse der DDR e. V.“ fand im Februar

*) Nach einem Vortrag, gehalten auf dem wissenschaftlichen Kolloquium des Warenzeichenverbandes „Diätetische Erzeugnisse der DDR e. V.“ am 23. 10. 1974.

1971 in Leipzig eine Fachtagung statt, auf der zum ersten Mal Vorschläge für die Gestaltung der Kooperation bei der schrittweisen Herausbildung eines Systems der gesunden Ernährung in der DDR herausgearbeitet wurden.
Weitere wesentliche Ergebnisse dieser Fachtagung waren

- die Forderung nach einer gezielten Öffentlichkeitsarbeit auf dem Gebiet der Ernährungserziehung,
- das Zentrale Warenkontor Großhandel „Waren täglicher Bedarf" als Organisator der Kooperation einzusetzen, der das Zusammenwirken aller örtlichen Organe von der Planung über die Produktion bis zum Einzelhandelsbetrieb des Lebensmittelhandels anleitet,
- die Stabilität der Versorgung der Bevölkerung mit gesundheitsfördernden Lebensmitteln in Verbindung mit einem ständig steigenden Grad der Beratung und Betreuung zu sichern,
- den Einzelhandel systematisch in die Aufgaben der Gesundheitserziehung der Bevölkerung mit einzubeziehen
 und
- den Gesamtkomplex der gesellschaftlichen Speisenwirtschaft als bedeutsamen Faktor der praktischen Ernährungs- und Gesundheitserziehung zu nutzen.

Erster Höhepunkt vielseitiger Bemühungen auf dem Gebiet der Ernährungserziehung war die IV. Nationale Konferenz für Gesundheitserziehung 1971, die sich zum Ziel gesetzt hatte, breite Kreise der Bevölkerung mit den Gründsätzen einer gesunden Ernährung vertraut zu machen.

Es wurde unter Zustimmung wichtiger gesellschaftlicher Bereiche ein Programm zur Ernährungserziehung im Rahmen der Gesundheitserziehung erarbeitet. Danach sollen alle in diesem Programm empfohlenen Maßnahmen für eine gesundheitsfördernde Ernährung zum Bestandteil der Leitungs- und Planungsarbeit in den zuständigen Bereichen werden.

Hierzu gehören insbesondere:

Lebensmittelproduktion und Handel sichern ein kontinuierliches und besonders gekennzeichnetes Angebot ernährungsphysiologisch hochwertiger, kalorienreduzierter und preisgünstiger Lebensmittel, für das bevorzugt geworben wird.
Die Grundprinzipien der gesunden Lebensweise einschließlich der gesundheitsfördernden Ernährung sind unter der Verantwortung der zuständigen Leitungsorgane in die Aus- und Weiterbildungsmaßnahmen aller Bereiche und Territorien mit einzubeziehen.
Durch Gesundheitspropaganda und Gesundheitserziehung sind unter Einsatz von Presse, Rundfunk, Fernsehen und populärwissenschaftlicher Literatur die neuesten Erkenntnisse über eine gesunde Ernährung weiter zu vermitteln.
Gesundheitsentsprechendes sozialistisches Verhalten, einschließlich der vernünftigen Ernährung, ist auch mit den Mitteln der Kunst und Literatur durch die gesellschaftlichen Einrichtungen und durch individuelle Leitbilder zur Entwicklung gesundheitsfördernder Lebensgewohnheiten vielfältig zu demonstrieren.

Ein Ministerratsbeschluß und die Ernährungserziehung

In den seit dieser Konferenz vergangenen drei Jahren sind in unserer Republik sichtbare Fortschritte in allen angesprochenen staatlichen und gesellschaftlichen Bereichen zu verzeichnen.
Insbesondere durch den Ministerratsbeschluß über die weitere Durchsetzung einer gesunden Ernährung vom 1. 3. 1972 wurde eine gesetzliche Grundlage für die durchzuführenden ernährungserzieherischen Maßnahmen geschaffen, und es wurden eine Anzahl wirksamer neuer Initiativen ausgelöst:

- Vom Warenzeichenverband „Diätetische Erzeugnisse" wurde auf der Grundlage des Ministerratsbeschlusses ein einheitliches Warenzeichen — ON® = optimierte Nahrungsmittel — entwickelt. Dieses Zeichen ist in allen RGW-Staaten geschützt, wurde bereits an 139 Erzeugnisse verliehen und führte zur modernen, einheitlichen Verpackungsgestaltung für viele Erzeugnisse.
- Unter der Leitung des Warenzeichenverbandes „Diätetische Erzeugnisse" wurde ein Programm zur Versorgung der Bevölkerung mit kalorienreduzierten Lebensmitteln bis 1980 erarbeitet.
- Das Diabetikersortiment wurde nach ernährungsphysiologischen Gesichtspunkten neu überarbeitet.
- Zur weiteren Verbesserung der Öffentlichkeitsarbeit wurden erstmalig „Wochen der gesunden Ernährung" durchgeführt, bei deren Vorbereitung und Durchführung der Warenzeichenverband und die Fachbeiräte für gesunde Ernährung in den Bezirksdirektionen des Großhandels „Waren täglicher Bedarf" einen besonderen Anteil haben.
- Auf der Ratio 72 des Binnenhandels wurde ein „Zentrum der gesunden Ernährung" ausgestellt und mit einer Goldmedaille ausgezeichnet.
- Auf dem Gebiet der Aus- und Weiterbildung der Mitarbeiter des Handels wurde ein einheitliches Rahmenlehrprogramm an den Betriebsakademien des sozialistischen Handels mit dem Thema „Gesunde Ernährung und Diätetik" eingeführt.
- Das Zentralinstitut für Ernährung der AdW der DDR hat neue Forschungs- und Entwicklungsaufgaben in sein langfristiges Programm aufgenommen, die der Erfüllung des Ministerratsbeschlusses unmittelbar dienen. Darüber hinaus wurde die populärwissenschaftliche Tätigkeit wesentlich erweitert und verstärkt.

– Unter der Anleitung des Ministeriums für Gesundheitswesen wurde in Zusammenarbeit mit dem Presseamt beim Vorsitzenden des Ministerrats ein Plan der koordinierten Öffentlichkeitsarbeit verwirklicht und in Abstimmung mit dem Ministerium für Land-, Forst- und Nahrungsgüterwirtschaft eine Vereinbarung zur Einordnung von Problemen des Gesundheitsschutzes in die Ausstellungs- und Weiterbildungskonzeptionen der agra und iga getroffen, in der die Ernährungserziehung einen Schwerpunkt bildet.
– Von der Gesellschaft für Ernährung in der DDR wurde ein Symposium über den Stand der Verwirklichung des Ministerratsbeschlusses durchgeführt und ein wesentlicher Beitrag zur Verstärkung der populärwissenschaftlichen Tätigkeit auf dem Gebiet der gesunden Ernährung geleistet.
– Von der Arbeitsgruppe Ernährung beim Nationalen Komitee für Gesundheitserziehung der DDR sind seit der IV. Nationalen Konferenz umfangreiche Maßnahmen, Veranstaltungen und Koordinierungsvereinbarungen eingeleitet, organisiert und abgeschlossen worden, die zur Realisierung der Beschlüsse der IV. Nationalen Konferenz und des Ministerratsbeschlusses vom 1. 3. 1972 beitrugen und über die Bezirkskomitees für Gesundheitserziehung verwirklicht wurden.
– Von der URANIA-Gesellschaft wurde das Thema „Gesunde Ernährung" zum Schwerpunkt erklärt. Es wurden und werden zahlreiche Vortragsveranstaltungen zu diesem Schwerpunktthema durchgeführt. Aus einem Bericht des URANIA-Präsidiums über Veranstaltungen im Jahre 1973 geht hervor, daß in 5 großen Bezirken unserer Republik mehr als 1200 Vorträge zum Thema gesunde Ernährung gehalten wurden. Allein im Bezirk Erfurt wurden für 1974 600 Vorträge zu diesem Thema vorgesehen.
– Weiterhin gibt das URANIA-Präsidium einen Dia-Fundus „Gesunde Ernährung" mit 5 Teilserien heraus, erarbeitete eine Broschüre für Referenten zum Weltgesundheitstag 1974 mit dem Thema „Bessere Ernährung für eine gesündere Welt" und führte eine zentrale Referentenschulung über gesellschaftliche und biologische Grundfragen der Ernährung durch.
– Das Deutsche Hygiene-Museum der DDR in Dresden hat auf der Basis einer großen Tradition auf dem Gebiet der Gesundheits- und Ernährungserziehung neue Argumentations- und Informationsmaterialen, Sonderbroschüren, Lehrtafeln, Faltstreifen, Merkblätter und Diatonreihen zum Thema gesunde Ernährung entwickelt und z. T. mit hohen Auflagen herausgegeben.
– Der Warenzeichenverband „Diätetische Erzeugnisse", das Zentralinstitut für Ernährung, das Nationale Komitee für Gesundheitserziehung und die Gesellschaft für Ernährung erarbeiteten gemeinsam Empfehlungen zur vernünftigen Ernährung.
– Die iga 1973 gestaltete die Halle 5 unter dem Thema „Gesundheit – gesunde Ernährung". Neben den eben genannten Einrichtungen waren an dieser Ausstellung die Ministerien für Gesundheitswesen, für Land-, Forst- und Nahrungsgüterwirtschaft, für Handel und Versorgung, das Deutsche Hygienemuseum der DDR in Dresden sowie weitere Institutionen beteiligt. Diese Ausstellung hatte 295000 in- und ausländische Besucher. Sie stellt ein erfolgreiches Experiment auf dem Gebiet der Gesundheits- und Ernährungserziehung dar, das sowohl im Hinblick auf die sozialistische Gemeinschaftsarbeit bei der inhaltlichen und organisatorischen Gestaltung als auch in bezug auf eine wirksame Öffentlichkeitsarbeit Modellcharakter trägt.

Aktivitäten im Jahre 1974

1974 wurde die Koordinierung der Aktivitäten auf dem Gebiet der Ernährungserziehung vermehrt und verbessert. Das zeigte sich in der gemeinsamen Gestaltung des Weltgesundheitstages 1974, der agra und iga 1974, in der Herausgabe der Zeitschrift „Ernährungsforschung – Wissenschaft und Praxis" sowie in der Vorbereitung und Durchführung der „Woche der gesunden Ernährung". Es gelang eine gut abgestimmte Zusammenarbeit zwischen dem Warenzeichenverband „Diätetische Erzeugnisse", dem Zentralinstitut für Ernährung, dem Nationalen Komitee für Gesundheitserziehung, der Gesellschaft für Ernährung, der URANIA-Gesellschaft und dem Ministerium für Gesundheitswesen.
Hinsichtlich der „Woche der gesunden Ernährung" sei hier die gute Vorbereitung durch den Bezirksfachbeirat Potsdam in Zusammenarbeit mit allen zuständigen Bereichen des Bezirkes genannt. Nach der Bildung von Organisationsstäben für jeden Kreis wurden konkrete Termine und Verantwortlichkeiten für die Öffentlichkeitsarbeit und Werbung, für die Veranstaltungen, für populärwissenschaftliche Vorträge, Verkostungen, Informationen und Unterhaltungsveranstaltungen, für Schaufensterwettbewerb und Warenrepräsentation, für Wanderausstellungen, Speisengestaltung in Gaststätten und gesellschaftlichen Einrichtungen sowie für eine repräsentative Eröffnungsveranstaltung festgelegt. Weiterhin wurden im Maßnahmeplan Festlegungen für Pressekonferenzen, Rundfunksendungen, für Betriebszeitungen, Sonderveranstaltungen in Großbetrieben, Kaufhäusern und Beratungszentren getroffen. Alle Einrichtungen des Großhandels „Waren täglicher Bedarf", das Gesundheitswesen, besonders das neu gegründete Bezirkskabinett für Gesundheitserziehung, der URANIA-Bezirksvorstand sowie die Leitungen vieler Großbetriebe des Bezirkes wurden konkret zur Mitarbeit aufgefordert. Eine solche mustergültige Vorbereitung der Woche der gesunden Ernährung war wesentliche Voraussetzung für ihre erfolgreiche Durchführung.

Zur Ernährungserziehung durch Massenmedien und Verlage

Eine Charakterisierung des Standes der Ernährungserziehung in der DDR wäre unvollständig, wenn wir die breite Öffentlichkeitsarbeit von Presse, Rundfunk und Fernsehen nicht mit in die Einschätzung einbeziehen. Auch hier können jeweils nur Beispiele gegeben werden, die für viele Aktivitäten auf der DDR- wie auf der Bezirksebene stehen. Führende Pressorgane der DDR, an ihrer Spitze die Presseinformation des Presseamtes beim Vorsitzenden des Ministerrats und „Neues Deuschland" haben kontinuierlich Artikel zu Fragen der gesunden Ernährung veröffentlicht. Hervorzuheben sind auch die Artikelserien der „Freien Welt", der „Wochenpost", von „Deine Gesundheit", der „NBI" sowie der Zeitschriften und Sonderhefte des Verlages für die Frau. So haben sich z. B. an dem Lehrgang „Lernen Sie essen" der Wochenzeitschrift „Freie Welt" mehr als 22000 Leser beteiligt, von denen mehr als 20 Prozent Jugendliche waren.

Ein weiteres gutes Beispiel ist die Artikelserie zu einem Wissenstest über gesunde Lebens- und Ernährungsweise der „Märkischen Volksstimme" im Bezirk Potsdam, die bei den Lesern großes Interesse ausgelöst hat.

Aus der Arbeit des Rundfunks gibt es ebenfalls zahlreiche gute Beispiele für die Einordnung der Ernährungserziehung in verschiedene Sendereihen wie „Radiotips am Morgen", „Wenn der Wecker rasselt", „Von 7—10, Sonntagmorgen in Spree-Athen" und die Sendungen der Familie Findig.

Unsere Fernsehstudios haben sich ebenfalls in verstärktem Umfang der Problematik der Gesundheits- und Ernährungserziehung angenommen. Als Beispiele seien hier die Fernsehsendungen „Visite", „Prisma" und „Tausend Teletips" genannt. Weitere Beiträge waren und sind in den Sendereihen „Mach mit — bleib fit", „Sportreporter" sowie „Mach mit, mach's nach — mach's besser" zu finden. Darüber hinaus sind einige Fernsehfilme über gesunde Ernährung hergestellt worden oder in Arbeit.

Für die Aus- und Weiterbildung auf dem Gebiet der gesunden Ernährung verfügen wir aus dem URANIA-Verlag, dem Fachbuch-Verlag, dem Verlag Volk und Gesundheit, dem Verlag „Für die Frau", dem Bauern-Verlag, dem Verlag Tribüne, dem Verlag Volk und Wissen und weiteren Verlagen über ein umfangreiches populärwissenschaftliches, allgemein und speziell wissenschaftliches Schrifttum, das geeignet ist, unsere Bemühungen um die Qualifizierung aller für die Ernährung direkt und indirekt verantwortlichen Kader wirksam zu unterstützen.

Die Aufgaben für die Zukunft

Gehen wir von dem bisher erreichten Stand der Ernährungserziehung aus, so ergeben sich folgende perspektivische Aufgaben:

1. Auf den bisherigen Erfahrungen aufbauend, ist die gesamte Öffentlichkeitsarbeit auf dem Gebiet der Gesundheits- und Ernährungserziehung noch konsequenter in die Planung zuständiger staatlicher und gesellschaftlicher Einrichtungen und Organisationen aufzunehmen.
   Die Koordinierung der inhaltlichen und organisatorischen Gestaltung ist weiter zu vervollkommnen. Hierbei tragen der Warenzeichenverband „Diätetische Erzeugnisse", das Nationale Komitee für Gesundheitserziehung der DDR, die Gesellschaft für Ernährung in der DDR, die URANIA-Gesellschaft und das Zentralinstitut für Ernährung der AdW der DDR in Abstimmung mit ihren zuständigen Ministerien eine besondere Verantwortung.
   Dabei ist die inhaltliche Gestaltung der Ernährungserziehung noch besser mit den ökonomischen Bedingungen der Lebensmittelproduktion und der Warenbereitstellung abzustimmen.
   Der Dialektik zwischen den gesellschaftlichen und biologischen Grundlagen der Ernährung ist in der zukünftigen populärwissenschaftlichen Arbeit größere Beachtung zu schenken.
2. Die Aus- und Weiterbildung aller für Nahrung und Ernährung verantwortlichen Kader ist auf Hoch- und Fachschulebene wie in Berufsschulen und Betriebsakademien weiter auszubauen. Hierfür ist die Schaffung neuer Lehrbücher erforderlich.
3. Die Ausstellungs- und Weiterbildungskonzeptionen der agra, iga, der Ratio und der MMM (Messe der Meister von Morgen) sind im Zeitraum 1976—1980 noch systematischer und intensiver für die Gesundheits- und Ernährungserziehung zu nutzen. Dasselbe gilt für die Zusammenarbeit mit Presse, Rundfunk und Fernsehen der DDR.
4. Eine wichtige Aufgabe besteht darin, in Zukunft weitere wissenschaftliche Grundlagen für eine wirksame Gesundheits- und Ernährungserziehung zu schaffen. Das erfordert die Konzipierung neuer Forschungsaufgaben auf dem Gebiet der soziologischen, psychologischen und ethologischen Grundlagen des individuellen und kollektiven Ernährungsverhaltens des Menschen.
   Damit in Verbindung brauchen wir neue Methoden zur Erfassung des Wirkungsgrades von Ernährungspropaganda und Ernährungserziehung. Besonderer Schwerpunkt ist die Ernährungserziehung unserer jungen Generation, wofür in der Aus- und Weiterbildung an den pädagogischen Hochschulen wie an allen Schulen unseres sozialistischen Bildungswesens günstige Möglichkeiten bestehen und noch besser genutzt werden sollten.
5. Einen ständigen Wirkungsbereich für Gesundheits- und Ernährungserziehung werden wir in Zukunft auch in den langfristig geplanten Zentren der gesunden Lebensweise in unseren Bezirkshauptstädten erhalten.

(Fortsetzung Seite 122)

Die Nahrung des ur- und frühgeschichtlichen Menschen*)

R. Feustel

„Die Menschen müssen vor allen Dingen zuerst essen, trinken, wohnen und sich kleiden, ehe sie Politik, Wissenschaft, Kunst, Religion usw. treiben können."
(Siehe Marx/Engels, Werke, Band 19, S. 103)

Es ist ein besonderes Anliegen der Urgeschichtsforscher und Anthropologen, in Zusammenarbeit mit Völkerkundlern, Zoologen, Botanikern, Medizinern und selbst Chemikern die Ernährung der ur- und frühgeschichtlichen Menschen in den verschiedenen Kulturen, Kulturgruppen und Siedlungsgemeinschaften eingehend zu untersuchen. Wir erhalten so genauere Vorstellungen von den früheren Lebens- und Produktionsweisen.

Das Quellenmaterial, aus welchem wir unsere Erkenntnisse schöpfen, ist sehr vielfältig:

1. Geradezu ideal sind in Hinsicht auf die frühere Ernährung Exkremente, wie sie sich im früheisenzeitlichen Salzbergwerk von Hallstatt (Österreich) erhalten haben. Die dortigen Bergleute aßen vor rund $2^1/_2$ Jahrtausenden einen spelzenreichen Brei aus grobgeschroteter Hirse, Gerste und Bohnen. In einigen Exkrementen kamen auch Weizenspelzen und Apfelschalen vor. Merkwürdigerweise waren nicht selten die Bohnen ganz hinuntergeschluckt worden und dadurch unverdaut geblieben.
2. In Gräbern, die zahlreiche Metall-, vor allem Bronzebeigaben enthalten, haben sich, möglicherweise infolge Imprägnation mit Metallsalzen, Reste des Magen- und Darminhaltes der Bestatteten erhalten. Die Ausgräber müssen deshalb Bodenproben entnehmen und sie Botanikern und Lebensmittelchemikern zur Untersuchung zuleiten.
3. Verkohlte Breireste sind wiederum direkte Belege für die einstige Nahrung. Anscheinend wurde das Getreide während der Steinzeit nur als Brei verzehrt, nicht als Fladenbrot, wie man früher glaubte.
4. In Siedlungsschichten, vor allem in Vorrats- und Abfallgruben sowie in Pfostenlöchern, haben sich oftmals Großpflanzenreste, insbesondere verkohlte Samen, erhalten. In der Keramik findet man Fruchtkornabdrücke; und selbst durch Pollen bekommt man Anhaltspunkte, was die betreffenden Siedler angebaut bzw. gesammelt und wohl auch gegessen haben. Der Anteil der einzelnen Fruchtarten ist jedoch nicht nur in den einzelnen Landschaften verschieden, er kann auch von Jahr zu Jahr und wird sogar jahreszeitlich differieren. In der jungsteinzeitlichen Rössener Siedlung Ur-Fullerum bei Essen setzte sich die Getreidenahrung anscheinend zu 65% aus Gerste und zu 35% aus Emmer zusammen, nach Funden in einer Grube der zur gleichen Kultur (etwa 3000 v. u. Z.) gehörenden Siedlung Wahlitz bei Magdeburg aber zu rund 60% aus Zwergweizen und zu 40% aus Emmer. Eine andere Grube enthielt jedoch fast nur Emmer. Und schließlich entdeckte man in Wahlitz, daß auf einer Lehmtenne Emmer (40% der erhaltenen Körner) und Zwergweizen (60%) getrennt gelagert worden waren.
5. Die Fleischkost läßt sich anhand der widerstandsfähigeren Tierknochen, Muschelschalen sowie den sich wieder leichter zersetzenden Fischgräten und -schuppen häufiger und besser nachweisen.
6. Rückschlüsse auf die Lebensmittelversorgung geben auch die Produktionsinstrumente: so z. B. Speere und Pfeile für die Jagd. — Angelhaken, Fischspeere, Harpunen, Netze, Netzschwimmer und -senker, Reusen sowie Einbaum und Paddel für Fisch- und eventuell Robbenfang. — Siebgefäße (Abb. 1), große Schöpfgefäße (Abb. 2), Löffel (Abb. 3) und Quirle (Abb. 4) sind mit Milchnutzung, vielleicht auch mit Zubereitung von Blut in Verbindung zu bringen. — Klopfer aus Geweih, Klopfsteine, Reibsteine (Abb. 5.) hölzerne Mörser und Stampfer dienten zur Aufbereitung von Pflanzenteilen. — Ob man alle jungsteinzeitlichen Sicheln und Sichelsteine, die sich durch Gebrauchsglanz hervorheben, hier mit einordnen darf, ist umstritten. Da man die Ähren leicht abbrechen konnte, haben viele Sicheln möglicherweise nur zum Schilfschneiden gedient. Die vielzitierten jungsteinzeitlichen Backteller sind vielleicht lediglich Topfdeckel, und ob in den sogenannten Backöfen tatsächlich Fladen gebacken worden sind, ist wegen des Fehlens solcher Fladen wenig wahrscheinlich. — Kleine Tonständer und -schalen (sog. Briquetagen) (Abb. 6), welche vor allem in Halle massenhaft aufgefunden worden sind, dienten der Salzgewinnung bzw. dem Salzhandel.
7. Der Abkauungsgrad der Zähne gibt Aufschluß darüber, ob mehr Fleisch oder mehr Pflanzen gegessen wurden. Letztere weisen besonders in den Spelzen einen hohen Kieselgehalt auf und sind zudem oft noch beim Zermahlen durch Quarzstaub verunreinigt worden. Das Fehlen von Abkauungserscheinungen am Milchgebiß läßt Aussagen über die Dauer der Stillzeit zu. Lokale und individuelle Unterschiede in der gleichen Kulturgruppe entstehen auch infolge ausreichender oder mangelnder Zufuhr von Vitaminen und Mineralsalzen sowie bei Stoffwechselstörungen. Es ist noch zu prüfen, ob zwischen Männern und Frauen

*) Gekürzter Vortrag, gehalten auf der 12. Arbeitstagung der Sektion Anthropologie der Biologischen Gesellschaft der DDR in Halle am 24. 7. 1974

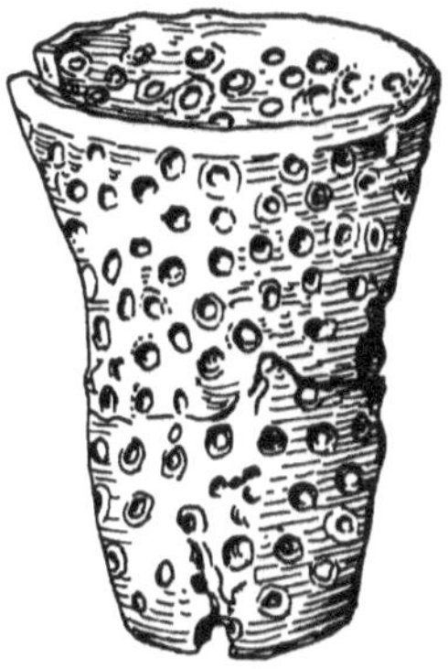

Abb. 1. Siebgefäß, Quarkseiher (aus Chevroux)

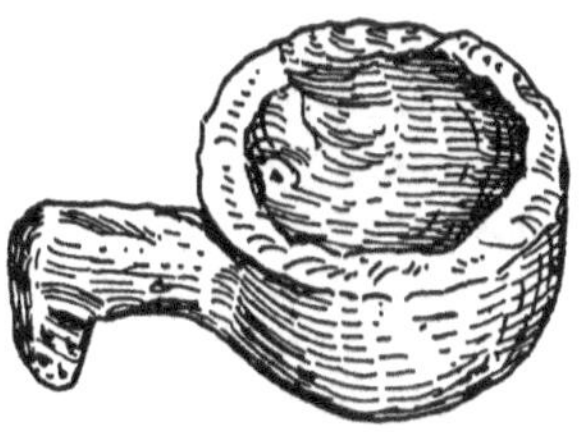

Abb. 2. Holztasse, Milchsatte, Schöpfgefäß (aus Robenhausen)

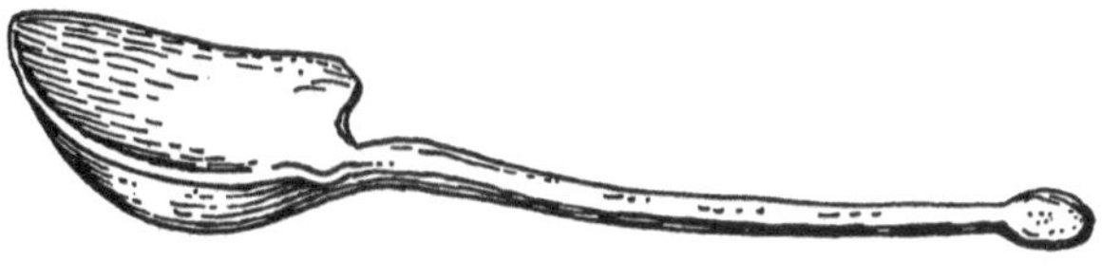

Abb. 3. Hornlöffel zum Absahnen (?) (aus Sutz)

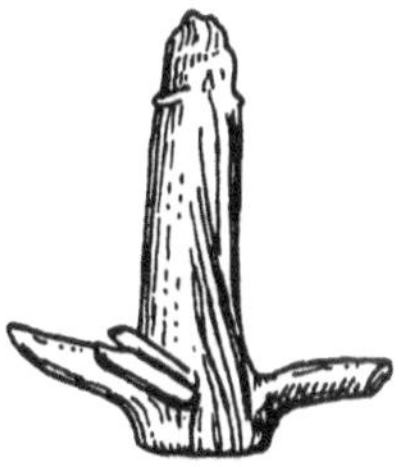

Abb. 4. Holzquirl (aus Robenhausen)

Unterschiede in der Abkauung und damit in ihrer Kost bestehen.

8. Die alltägliche harte Arbeit, mittels Reibsteinen die Getreidekörner zu schroten, kann zu Deformationen, Verbrauchserscheinungen an den Ellbogengelenken führen. Solche sind in der Regel bei Frauen zu erwarten. Bessere oder schlechtere Ernährung bewirkt Unterschiede in der durchschnittlichen Körperhöhe und Grazilität bei verwandten Bevölkerungsgruppen.

Die Ernährung des Menschen wird maßgeblich dadurch bestimmt, daß er anlagemäßig ein Allesesser ist. Natürlich werden die Affenmenschen, ähnlich den heutigen Pavianen und Schimpansen, auch gelegentlich Insekten (Termiten enthalten z. B. rund 44% Fett und 36% Protein), kleine Reptilien, Muscheln, Eier sowie kleinere Säugetiere verzehrt und sogar regelrecht gejagt haben.

Aber erst in der Tier-Mensch-Übergangsperiode vor 4—6 Mio Jahren wurde Jagen zu einer entscheidenden Existenzbedingung, und seit dieser Zeit bildet die fett- und eiweißreiche, leichter verdauliche Fleischkost einen wesentlichen Bestandteil der Ernährung. Friedrich Engels sah im „Übergang von der bloßen Pflanzennahrung zum Mitgenuß des Fleisches einen wesentlichen Schritt zur Menschwerdung . . .". Ob Aas jemals in nennenswerter Menge gegessen wurde, ist ziemlich unwahrscheinlich. Ebenso war Kannibalismus, wie er in Choukoutien bei Peking (Altsteinzeit, ca. 400000 v. u. Z.), in der Jungferleshöhle bei Bamberg (Jungsteinzeit) und Bad Frankenhausen (späte Bronze- bis frühe Eisenzeit, um 1000 v. u. Z.) belegt ist, in der Regel keine gewöhnliche Ernährungsgrundlage, sondern lediglich Ausdruck religiöser Vorstellungen. Durch Tierknochen ist uns recht gut bekannt, welchen Anteil die einzelnen Arten (z. B. Mammut, Nashorn, Hirsch, Ren, Pferd, Hase) an der Ernährung der jeweiligen Menschengruppe hatten. Es wurden übrigens nicht nur Fleisch, Blut und nach Aufschlagen der Knochen das Mark genossen; zumindest in Notzeiten wird man die Knochen selbst fein zermalmt und ebenfalls gegessen haben. Besonders in kalten Klimaten benötigt der Mensch leicht verdauliches Fleisch und Fett; in warmen Klimaten genügen eher Pflanzenfette und -eiweiße sowie langsamer verdauliche Kohlenhydrate; die Schlußfolgerungen daraus liegen in anbetracht unserer künstlich klimatisierten Lebensweise auf der Hand.

Die Menschen blieben aber stets auf zusätzliche Pflanzennahrung angewiesen. Die Altmenschen von Weimar-Ehringsdorf (ca. 100000 v. u. Z.) sammelten, nach den Abdrücken in Kalkablagerungen (Travertin) zu urteilen, Haselnüsse und Äpfel; und für Renjäger wird wie bei den Lappen der halbverdaute Mageninhalt der Rentiere ein besonderer Leckerbissen gewesen sein. Die stark abgenützten Geweihgeräte von Taubach bei Weimar hatten die Altmenschen wohl gebraucht, um Baumtriebe, Kräuter und dergleichen zu einem Brei zu zerklopfen und so genießbarer zu machen. Als Notnahrung konnten viele Pflanzen dienen: Vor allem während der Kaltzeiten wird man Weidenblätter und Wurzelstöcke u. a. von Knöterich-Gewächsen gegessen haben. Aber noch im 20. Jahrhundert wurden letztere von den Tschuktschen gesammelt. Selbst die Rinde und das Splint-

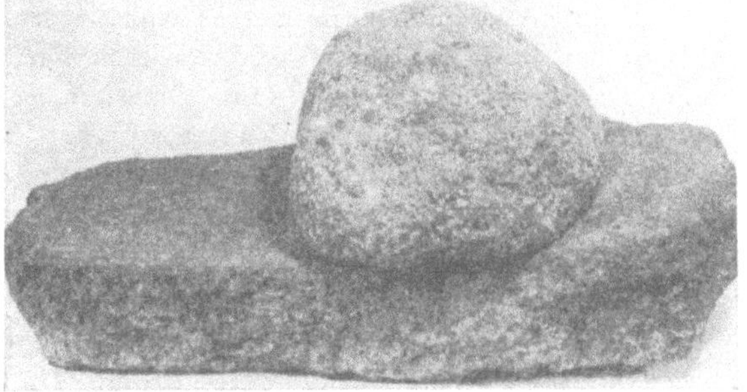

Abb. 5. Jungsteinzeitliche Reibmühle (aus Haina, Kreis Gotha)

holz von jungen Kiefern enthält Nährstoffe und wird gegessen; die Bitterstoffe entfernt man durch Rösten. Eicheln sind sogar sehr nährstoffreich; sie enthalten Eiweiß, Fett, Kohlenhydrate und Mineralsalze. Durch Wässern lassen sie sich entbittern.

Vermittels des Feuers konnte man die Nahrung schmackhafter und leichter verdaulich machen. Aus dem gleichen Grund wurden die sonst unverdaulichen Gras- und Getreidesamen mit Reibstein (Abb. 5) oder Stampfer zerkleinert. Der alte Neandertaler von La Chapelle in Südfrankreich, dem schon die meisten Zähne ausgefallen sind, und dessen Kiefer stark zurückgebildet ist, ist wohl lange Zeit mit gut aufbereiteter Speise versorgt worden.

Verhältnismäßig gut sind wir über die Ernährung der jungsteinzeitlichen Ackerbauern und Viehzüchter informiert, und anscheinend hat es dann bis ins Mittelalter hinein keine wesentlichen Wandlungen für die breite Bevölkerung gegeben.

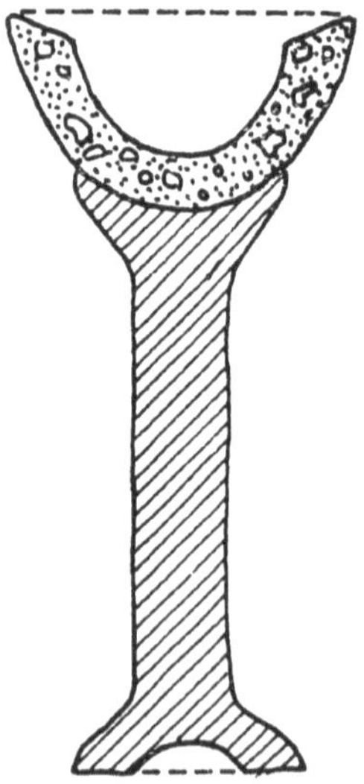

Abb. 6. Tonständer mit -schälchen zum Trocknen und Formen genormter Salzmengen (aus Halle/Saale)

In der Fleischkost wurden die Wildtiere immer mehr von Haustieren — Rind, Schwein, Schaf, Ziege — verdrängt; selbst den Hund hatte man anscheinend weniger als Jagdgehilfen des Menschen als zum Verspeisen gezüchtet. Freilich ist das Verhältnis von Wild- zu Haustieren in den einzelnen Siedlungen und Kulturen sehr unterschiedlich. Futtermangel in den Wintermonaten veranlaßte im Herbst mancherorts die Menschen, den Haustierbestand stark zu dezimieren. Das Fleisch hatte man dann sicherlich geräuchert oder luftgetrocknet im Winter verzehrt.

Die intensive Nutzung und Kultivierung von Wildpflanzen, wie überhaupt Ackerbau und Viehzucht, gingen vom Vorderen Orient aus. Schon im nordsyrischen Tell Mureybit, der auf 8400—7500 v. u. Z. datiert wird, fanden sich verkohlte Körner von Wild-Einkorn und zweizeiliger Wild-Gerste. —Jarmo im Nordost-Irak erbrachte aus der Zeit um 6750 v. u. Z. Wild-Einkorn, Wild-Emmer, Kultur-Emmer, anscheinend auch schon kultivierte zweizeilige Gerste, außerdem Linsen, Erbsen, Pistazien und Eicheln. — In Çatal Hüyük in der Türkei kannte man um 6000 v. u. Z. auch die Ackerbohne; und in Es-Sawwan im Irak, etwa 5750 v. u. Z., läßt sich Lein nachweisen.

Die frühesten Ackerbauern Mitteleuropas, die Bandkeramiker (etwa 4600—3300 v. u. Z.), nutzten zumindest folgende Pflanzen: Einkorn, Emmer, nackte und bespelzte Gersten, Spelt- und Saatweizen, Rispenhirse, Erbse, Linse, Lein, Schlafmohn, Haselnuß, Kornelkirsche, Apfel, Himbeere, Wildrose, Wildrebe, Gänsefuß.

Aus späteren jungsteinzeitlichen Kulturen (3. Jahrtausend v. u. Z.) sind u. a. zusätzlich bekannt: Bucheckern, Wassernüsse, Birne, Kirsche, Schlehe, Brombeere, Erdbeere, Holunder, Pflaume, Feldkohl, Möhre, Pastinak, Feldsalat, Kümmel, Petersilie, Bärlauch und Bittersüßer Nachtschatten.

Erst gegen Ende der Bronzezeit und in der frühen Eisenzeit (etwa 1000—500 v.u.Z.) erlangten Roggen, Hafer, Kolbenhirse, Ackerbohne, Linse sowie als Ölpflanze Leindotter größere Bedeutung.

Um Getreide lagerungsfähig zu machen und um die festanhaftenden Spelzen zu entfernen, wurde es meist gedörrt, (gedarrt) und, soweit es für Nahrungszwecke vorgesehen war, regelrecht geröstet. Durch eine solche Behandlung werden die Samen vor allem auch viel schmackhafter; sogar angeschimmeltes, muffiggegewordenes und bitterschmeckendes Getreide wird wieder genießbar. Die Stärke beginnt sich in Maltose und Glukose, d. h. Zucker, und in Dextrin umzuwandeln, das dann durch den Mundspeichel in Dextrose, also ebenfalls Zucker, abgebaut wird. Das Essen gerösteter Körner, das beispielsweise noch bei Jägern und Holzfällern unseres Jahrhunderts im Fichtelgebirge und im Böhmerwald üblich war, stillt nicht nur den Hunger, sondern bereitet ein ähnliches Vergnügen wie ein Bonbon.

In der Regel hat man aber schon während der jüngeren Steinzeit die mehr oder weniger entspelzten und geschroteten Samen mit Wasser oder Milch angerührt und daraus Suppe oder Brei gekocht. In einer Siedlung bei Ehrenstein bei Ulm fand sich der Rest einer dicken Suppe aus gut gemahlenem und gesiebtem Emmer und Einkorn. Er besteht zu 72% aus Feinmehl, zu 7,5% aus Grobmehl und zu 20% aus feinem Schrot. Um eine Suppe für 3—4 Personen zu erhalten, mußte man etwa 40 Minuten lang Getreidekörner zerreiben. Durch Zugabe von verschiedenen Kräutern, Honig oder Salz läßt sich Brei geschmacklich variieren, so daß man ihn sich nicht zuwider ißt.

Wenn wasserarmer, ungesäuerter Brei geröstet wird, entsteht Fladenbrot. In den Kulthöhlen von Bad Frankenhausen fanden sich Reste von Hirsefladen. Es ist nicht ausgeschlossen, daß es sich schon um gesäuertes Brot handelt. Fladen aus Schrot kann man eigentlich nur warm essen. Kalt werden sie sehr hart, allerdings auch haltbar und sind insofern für die Vorratshaltung gut geeignet. Fladenesser haben wahrscheinlich stärker abgekaute Zähne als Breiesser.

Die Hülsenfrüchte wurden in erster Linie ebenfalls als Brei zugerichtet, doch sind Erbse und Bohne auch roh eßbar bzw. können als Gemüse gekocht werden. Da die Hülsenfrüchte meist als ausgereifte Samen vorliegen, hat man sie wohl vorwiegend als Trockengut eingelagert. Sie enthalten durchschnittlich etwa 50% Kohlenhydrate und 25% Eiweiß, davon nutzt der Mensch etwa 85 %bzw. 70% aus. Hülsenfrüchte sind wegen des Eiweißgehaltes sozusagen „vegetabilisches Fleisch“ oder, wie die Römer sagten: „Das Fleisch des armen Mannes“.

Ob man aus Mohnsamen Öl gewann, ist fraglich, denn die Samen sind meist unversehrt. Dagegen liegen die Leinsamen oftmals so beschädigt vor, daß es sich um Preßrückstände handeln könnte. Hölzerne Stampfer und Mörser dienten möglicherweise der Ölgewinnung. Ein Topf mit fest verbackenem und verkohltem grobgeschrotetem Leinsamen aus Bodman (Schweiz) und an der Innenwand eines bandkeramischen Gefäßes lassen vermuten, daß man das Öl in Wasser ausgekocht hat. Den Getreidebrei machte man durch Zusatz von Leinsamen nahrhafter, wie ein Hirse-Weizenbrei von Robenhausen (Schweiz) beweist. — Haselnüsse, Bucheckern und Wassernüsse sind wohl meist allein gegessen worden.

Häufigstes Obst der Jungsteinzeit war anscheinend die Schlehe. Noch größere Bedeutung hatten aber der gewöhnliche Holzapfel und ein größerer, fleischigerer Apfel. Ob letzterer schon besser als der sauerbittere Holzapfel schmeckte, können wir nur vermuten. Die Äpfel wurden häufig in Stücke geschnitten, diese duchlocht und zum Trocknen aufgehängt, wie verkohlte Stücke in der Siedlung Burgäschisee-Süd im Kanton Bern belegen. Sicherlich hat man halbierte oder geschnitzelte Äpfel und Birnen auch mittels Feuer, etwa in den sogenannten Backöfen, getrocknet und so als Winternahrung haltbar gemacht. — Eine ganze Schüssel zusammengekitteter Holundersamen fand sich in Bodman. Ob man das Obst allein aß, Suppen davon kochte oder es dem Brei zusetzte, läßt sich nicht sicher beweisen. Lediglich Exkremente von Brei aus Tayngen-Weier bei Schaffhausen enthielten auch Reste von Erdbeere, Himbeere und Brombeere.

Gemüse läßt sich wegen der schlechten Erhaltbarkeit meist nur indirekt durch Samen nachweisen. Danach aß man die verdickte Wurzel von Pastinak, einem kerbelartigen Gewächs, und kleine, dünne, scharfschmeckende Möhrenwurzeln, so in Robenhausen und am Zürichsee. In einer bandkeramischen Grube von Lamersdorf bei Düren fand man fast 6000 Samen von weißem Gänsefuß. Da $^1/_4$ der Samen eingeschrumpft sind, muß man die Pflanze ohne Rücksicht auf die Samenentwicklung eingesammelt haben, um die grünen Blätter wie Spinat zu verspeisen. Außerdem hat man durch junge Brennesseln, Sauerampfer, Feldsalat und Petersilie, vitaminreichen Bärlauch, welcher in großen Mengen von den steinzeitlichen Bewohnern Tayngen-Weiers eingesammelt worden ist, seinen Speisezettel bereichert. Vom Bittersüßen Nachtschatten wurden in Burgäschisee-Süd wahrscheinlich Samen und Kraut gegessen.

Die Nahrung der jungsteinzeitlichen bis frühgeschichtlichen Menschen war abwechslungsreich, schmackhaft und gesund, bestand freilich hauptsächlich aus Brei. Im Einzelfall wird sie infolge geringer Bodenfruchtbarkeit, Mißernten, Fehlen fischreicher Gewässer, Viehseuchen u. dgl. nicht selten recht einseitig gewesen sein. Es ist damit zu rechnen, daß die Menschen regelmäßig oder doch hin und wieder längere Zeit hungerten und zeitweilig an Mangelkrankheiten litten. Die Röntgenuntersuchung an der germanischen Moorleiche von Windeby bei Eckernförde (Schleswig) ließ an beiden Unterschenkeln des vierzehnjährigen Mädchens elf Wachstumslinien erkennen. Offenbar war es hier noch zu Beginn unserer Zeitrechnung im Winter infolge geringer Sonnenbestrahlung, vor allem aber wohl durch Nahrungsmangel und zu einseitiger Kost, zu Wachstumsstörungen gekommen.

Dr. habil. R. Feustel
Museum für Ur- und Frühgeschichte Thüringens
Weimar

Vorschläge zur Erweiterung und Revision der Empfehlungen zur täglichen Vitaminaufnahme der Bevölkerung der Deutschen Demokratischen Republik

1. Ausgangssituation und Richtlinienvorschlag

B. Gaßmann

Die 1969/1970 [1] vom Zentralinstitut für Ernährung der AdW der DDR im Rahmen von Richtwerten für die tägliche Kalorien- und Nährstoffaufnahme herausgegebenen Empfehlungen zur Vitaminversorgung erstreckten sich auf 5 Vitamine: Askorbinsäure, Thiamin, Riboflavin, Niazin und Vitamin A. Sie sind nach Alter und Geschlecht und in bezug auf die drei B-Vitamine überdies nach dem Arbeitsschweregrad aufgegliedert (Tab. 1–3).

Um dem seither gewachsenen Kenntnisstand gerecht zu werden, bedürfen sie in einigen Positionen einer Revision. Sie sollten ferner in Anbetracht der gegebenen Aussagemöglichkeiten, der Gepflogenheiten anderer Länder und der vorliegenden FAO/WHO-Bedarfsangaben um Empfehlungen hinsichtlich der Versorgung mit den Vitaminen E, B_6, B_{12} und Folsäure erweitert werden.

Tabelle 1

Die wünschenswerte tägliche Zufuhr an Vitamin A und Vitamin C für Kinder, Jugendliche und Erwachsene [1]

	Altersgruppe (Jahre)	Vitamin A I. E.	Vitamin C mg
	0–½	900	30
	½–1	900	35
Kinder	1–3	1200	40
und	3–6	1500	50
Jugendliche	6–9	2100	60
	9–12	2700	70
	12–15	3000	70
	15–18	3000	70
Erwachsene		3000	70
Schwangere (6.–9. Monat)		3600	100
Stillende		4800	100

Begriffsbestimmung

Nach der von einer FAO/WHO-Expertengruppe [2] zugrundegelegten Definition werden unter der empfohlenen täglichen Vitaminaufnahme Mengen verstanden, die nahezu für die gesamte Bevölkerung die Aufrechterhaltung der Gesundheit gewährleisten. Zu ihrer Festlegung müssen die Werte des minimalen Vitaminbedarfs jeweils um einen Sicherheitsbereich erhöht werden, dessen Größe eine Frage des Sicherheitsbedürfnisses ist. Dementsprechend und entsprechend den gebenen Verzehrsgewohnheiten und Umweltbedingungen sowie der für einige Vitamine noch bestehenden Unsicherheit in bezug auf die Höhe des Minimalbedarfs differieren die offiziellen Empfehlungen für die tägliche Vitaminzufuhr in den einzelnen Ländern zum Teil noch erheblich.

Unter dem **Minimalbedarf** werden allgemein Vitaminmengen verstanden, die das Auftreten von Mangelsymptomen gerade verhindern, wobei zu Mangelsymptomen sowohl klinische als auch biochemische oder physiologische Anzeichen von Vitaminmangel bzw. Funktionsstörungen gerechnet werden. Wegen der individuellen Schwankung und der Abhängigkeit von den Umständen seiner Ermittlung ist der Minimalbedarf nur ein Durchschnittswert; dieser wird gewöhnlich aus Vergleichen der Vitaminaufnahme von Bevölkerungsgruppen mit und ohne Anzeichen von Vitaminmangel sowie aus den Ergebnissen spezieller Untersuchungen an Menschen abgeleitet, die darauf abzielen, Vitaminmangel hervorzurufen, zu verhüten oder aufzuheben. Soweit derartige Anhaltspunkte fehlen oder nicht ausreichen, werden auch tierexperimentell gewonnene Befunde in die Betrachtung einbezogen.

Tabelle 2

Die wünschenswerte tägliche Zufuhr an Thiamin, Riboflavin und Niazin für Kinder und Jugendliche [1]

	Altersgruppe (Jahre)	Thiamin mg	Riboflavin mg	Niazinäquivalente mg
Kinder	0–1/2	0,4	0,6	5
	1/2–1	0,5	0,7	6
	1–3	0,7	0,7	8
	3–6	1,0	1,0	12
	6–9	1,3	1,3	14
Jungen	9–12	1,5	1,5	17
	12–15	1,8	1,8	20
	15–18	1,9	1,9	21
Mädchen	9–12	1,4	1,4	16
	12–15	1,6	1,6	17
	15–18	1,5	1,5	17

Im Unterschied zu Minimalbedarfswerten haben die **empfohlenen Aufnahmen** individuelle Bedarfsschwankungen einzuschließen, Wachstum und Fortpflanzung zu sichern und in gewissem Maße auch Belastungssituationen zu berücksichtigen. Derartige Angaben sollen vor allem zur Planung und ernährungsphysiologischen Bewertung der Lebensmittelversorgung der Bevölkerung sowie zur Einschätzung der Bedarfsdeckung verschiedener Bevölkerungsgruppen, der Kostplangestaltung und der Vitaminanreicherung von Lebensmitteln dienen. Als alleinige Basis zur Beurteilung des Ernährungszustandes, insbesondere von Einzelpersonen, sind sie nicht gedacht. Sie gelten ferner nicht für extreme Umweltbedingungen und die Deckung des Bedarfs, der sich zusätzlich aus anormalen Bedingungen wie z. B. Infektionen, Malabsorptionssyndromen und Stoffwechselanomalien ergibt. Schließlich wird vorausgesetzt, daß der Bedarf an Kalorien und allen anderen Nährstoffen voll gedeckt wird.

Revidierte und erweiterte Vorschläge für die Vitaminzufuhr

In Tabelle 4 sind für die Bevölkerung der DDR Empfehlungen zur täglichen Aufnahme an neun Vitaminen zusammengestellt. Sie sind nach Alter und Geschlecht gegliedert und beziehen sich auf „Referenzpersonen". Das kommt auch in der zusätzlichen Aufführung des Energieverbrauchs zum Ausdruck, der entweder Mittelwerte (Kinder, Jugendliche) oder die Bedarfszahlen für mittelschwere Arbeit, (Männer, Frauen) unter den Bedingungen der DDR beinhaltet. Die Angaben zum Energieverbrauch basieren im wesentlichen auf den vorliegenden Empfehlungen des Zentralinstituts für Ernährung hinsichtlich der wünschenswerten täglichen Kalorienzufuhr [1]. Abweichungen bestehen lediglich im Energiequotienten der Säuglingsernährung, dessen Zahlenangabe den tatsächlichen Durchschnittswerten gut gedeihender Säuglinge angepaßt worden ist, sowie in Hinsicht auf den Energiemehrbedarf stillender Frauen, der nicht mehr mit 1000, sondern mit 500 kcal veranschlagt wird. Hierbei ist bedacht, daß bei einer Umwandlungsrate von 80% [3] für 850 ml Frauenmilch/Tag 750 kcal benötigt und davon über 3 Monate $^1/_3$ = 250 kcal/Tag (≙ 22 500 kcal/90 Tage ≙ 2,5 kg Körperfett) aus den in der Schwangerschaft angelegten Fettdepots bestritten werden. Der Bezug der empfohlenen Vitaminaufnahmen auf den Energieverbrauch gilt insbesondere für solche Vitamine, die als Coenzymbestandteile in den Zwischenstoffwechsel eingreifen. Bei der Festlegung der empfohlenen täglichen Zufuhren sind als weitere individuelle

Tabelle 3

Die wünschenswerte tägliche Zufuhr an Thiamin, Riboflavin und Niazin für Erwachsene [1]

	Altersgruppe (Jahre)	leichte Arbeit			mittelschwere Arbeit			schwere Arbeit			Schwerstarbeit		
		Thiamin mg	Riboflavin mg	Niazinäquival. mg	Thiamin mg	Riboflavin mg	Niazinäquival. mg	Thiamin mg	Riboflavin mg	Niazinäquival. mg	Thiamin mg	Riboflavin mg	Niazinäquival. mg
Männer	18–35	1,6	1,6	18	1,8	1,8	20	2,2	2,2	24	2,5	2,5	28
	35–55	1,4	1,4	16	1,6	1,6	18	2,0	2,0	22	2,3	2,3	26
	über 55	1,3	1,3	15	1,5	1,5	17	1,9	1,9	20	2,2	2,2	24
Frauen	18–35	1,4	1,4	16	1,6	1,6	18	1,9	1,9	21	–	–	–
	35–55	1,3	1,3	15	1,5	1,5	17	1,8	1,8	20	–	–	–
	über 55	1,2	1,2	13	1,4	1,4	15	1,7	1,7	18	–	–	–
Schwangere (6. bis 9. Monat)		1,6 bis 1,8	1,7 bis 1,9	18 bis 22									
Stillende		2,0	2,0	22									

Tabelle 4

Empfohlene tägliche Vitaminaufnahmen

	Alter (Jahre)	Energie-Verbrauch[1]) (kcal)	Vitamin A[2]) Retinol-äquivalente (µg)	Vitamin A[2]) I. E.	Toko-pherol[2]) (mg)	Askorbin-säure (mg)	Thiamin (mg)	Riboflavin (mg)	Niazin-äqui-valente[2]) (mg)	Vitamin B_6 (mg)	Folsäure[2]) (mg)	Vitamin B_{12} (µg)
Säuglinge	0,0–0,5	115–120/kg[3])	400[4])	1350	6	35	0,4	0,5	5	0,3	0,05	0,3
	0,5–1,0	105–110/kg[3])	300	1500	8	35	0,5	0,6	7	0,4	0,1	0,3
Kinder und	1– 3	1200	350	1750	9	40	0,6	0,7	8	0,6	0,2	1,0
Jugendliche	4– 6	1600	400	2000	10	40	0,8	1,0	11	0,8	0,2	1,5
	7– 9	2100	500	2500	11	40	1,0	1,3	14	1,1	0,3	2,0
Jungen	10–12	2500	600	3000	12	45	1,3	1,5	17	1,5	0,3	3,0
	13–15	3000	725	3600	14	50	1,5	1,8	20	1,8	0,4	3,0
	16–18	3200	800	4000	15	55	1,6	1,9	21	2,0	0,4	3,0
Mädchen	10–12	2300	550	2750	12	45	1,2	1,4	15	1,5	0,3	3,0
	13–15	2600	640	3200	13	50	1,4	1,6	18	1,7	0,4	3,0
	16–18	2500	750	3750	13	55	1,3	1,5	17	2,0	0,4	3,0
Männer	18–35	3000	800	4000	15	60	1,5	1,8	20	2,0	0,4	3,0
	36–55	2700	800	4000	15	60	1,4	1,7	18	2,0	0,4	3,0
	über 55	2500	800	4000	15	60	1,3	1,5	17	2,0	0,4	3,0
Frauen	18–35	2700	750	3750	13	60	1,4	1,7	18	2,0	0,4	3,0
	36–55	2600	750	3750	13	60	1,3	1,5	17	2,0	0,4	3,0
	über 55	2300	750	3750	13	60	1,2	1,4	15	2,0	0,4	3,0
Schwangere[5])		2400–2600	800	4000	15	80	1,4	1,6	17	2,5	0,8	4,0
Stillende		2700–2900	1200	6000	15	80	1,5	2,0	19	2,5	0,6	3,5

[1]) Erläuterung s. Text
[2]) Berechnungsgrundlage s. 2. und 3. Mitt.
[3]) kg = Körpergewicht
[4]) Unter der Annahme, daß im 1. Lebenshalbjahr mit der Milch nur Retinol aufgenommen wird
[5]) 6.–9. Monat

Faktoren das Körpergewicht und die Wachstumsrate und als Umweltfaktoren die Durchschnittszusammensetzung der Kost und das Klima sowie außerdem noch Schwangerschaft und Laktation berücksichtigt. Auf die Begründungen und Berechnungsgrundlagen für die Empfehlungen der Tabelle 4 wird in den nächsten beiden Mitteilungen eingegangen.

Literaturhinweise

[1] Pose, G. u. Mitarb.: Nahrung **13** (1969) S. 721 und Ernährungsforschung **15** (1970) S. 1.

[2] FAO Nutrition Meetings Report Series No. 41 und WHO Technical Report Series No. 362: Requirements of Vitamin A, Thiamine, Riboflavine and Niacin, Rom bzw. Genf 1967.

[3] Thomson, A. M. u. Mitarb.: Brit. J. Nutrit. **24** (1970) S. 565

Prof. Dr. habil. B. Gaßmann
Zentralinstitut für Ernährung
der AdW der DDR
Potsdam-Rehbrücke

Probleme der Frühgeborenenernährung

W. Heine

Die derzeitige Praxis der Frühgeborenenernährung ist aus ernährungsphysiologischer Sicht ein Komplex zahlreicher noch ungelöster Probleme. Namentlich bei sehr untergewichtigen Frühgeborenen sind diese Probleme gravierend. Sie sind entscheidend mitverantwortlich für die hohe Sterblichkeit dieser Kinder. Aber auch bei den „relativ großen" Frühgeborenen und praenatal Dystrophen der Gewichtsgruppen über 1500 g sind die derzeit geübten Ernährungsformen noch weit von einer Optimierung entfernt. Unsere Aufzuchtserfolge in diesen Gewichtsgruppen widerspiegeln streng genommen nur die große Toleranzbreite dieser Kinder für die Verdauung und Verstoffwechselung der angebotenen Nahrungsstoffe. Das Kriterium einer optimalen Ernährung, nämlich die Vermeidung jeder unnötigen Belastung oder Überlastung des Stoffwechsels kann mit Ausnahme der Muttermilch noch keine der in der Frühgeborenenaufzucht gebräuchlichen modifizierten Fertignahrungen für sich in Anspruch nehmen.

Problem Energiezufuhr

Die Praxis der Frühgeborenenernährung ist in den höheren Gewichtsgruppen vielmehr darauf ausgerichtet, eine möglichst große Gewichtszunahme in möglichst kurzer Zeit mit hochkalorischen Nahrungen zu erzielen, wobei Gewichtszunahmen von mehr als 500 g in 14 Tagen keine Besonderheit darstellen. Diese vielfach praktizierte „Frühgeborenenmast" wird mit der notwendigen Verkürzung der Verweildauer und der damit verbundenen Senkung des Infektionsrisikos im Klinikmilieu begründet. Als Kehrseite dieses Vorgehens müssen wir die dadurch induzierte Entwicklung der Fettzellvermehrung und Störungen der Hypothalamusdifferenzierung ansehen — Vorgänge, die im späteren Leben zu entscheidenden Risikofaktoren in der Ätiopathogenese des Diabetes und der Adipositas werden können (Dörner und Mohnike).

Problem Proteinzufuhr

Auch in qualitativer Hinsicht bestehen im Hinblick auf die Ernährung des Frühgeborenen zahlreiche Unklarheiten. Das gilt besonders für den zu empfehlenden Eiweißgehalt der Frühgeborenennahrungen. Als Optimum wird noch allgemein eine Zufuhr von 4 g Eiweiß/kg/Tag empfohlen. Die Meinungen in dieser Frage gehen im Weltschrifttum jedoch weit auseinander.

Es wurde inzwischen vielfach bestätigt, daß Frühgeborene auch bei Verabreichung von eiweißärmeren Nahrungen mit isokalorischer Energiezufuhr gleichgut gedeihen, wenn die Proteinzufuhr zwischen 2 und 3 g/kg/Tag liegt (Barness, Cornely, Takatsu, Omans, Snyderman, György, Babson, Heine, Gaßmann, Plenert). Die bei hohem Eiweißgehalt beobachtete größere Gewichtszunahme ist vorwiegend auf den höheren Aschegehalt proteinreicher Nahrungen zurückzuführen und auf die ersten 4 Wochen nach der Geburt beschränkt (Babson). Mit der hohen Eiweißzufuhr ist eine vermehrte Retention von Stickstoff verbunden. Diese beeinflußt den Vorgang der chemischen Reifung — das ist die Stickstoffanreicherung der fettfreien Körpersubstanz von 2 auf 3% im Laufe des 1. Lebensjahres — im Sinne einer Akzeleration. Die Zweckmäßigkeit der beschleunigten chemischen Reifung ist bisher nicht erwiesen. Andererseits sind mögliche Spätfolgen z. Z. noch nicht abzusehen.

Obwohl kein Zweifel daran besteht, daß Frühgeborene unter eiweißärmerer Ernährung ebenso gut gedeihen wie bei eiweißreicher Ernährung, wenn die Nahrungszufuhr isokalorisch ist, wird bei uns weiter überwiegend die proteinreiche Frühgeborenenernährung praktiziert. Im allgemeinen wird für diesen Zweck die als Ernährungsgrundlage dienende Frauenmilch mit Kuhmilch und Nährzucker angereichert. Die verabreichten Eiweißmengen sind dadurch doppelt so hoch wie bei reiner Frauenmilchernährung. Bei reiner Kuhmilchernährung sind Eiweißkonzentrationen bis 3,2 g/100 ml und mehr gebräuchlich.

Dies steht offensichtlich im Widerspruch zu den Schlußfolgerungen, die vor einigen Jahren aus ernährungsphysiologischen Aspekten für die Ernährung reifgeborener Säuglinge gezogen worden sind. Für diese Kinder werden, um Überlastungen des Stoffwechsels und der Nieren zu vermeiden, eiweißarme, ungesäuerte Säuglingsnahrungen empfohlen (Droese und Stolley). Auch bei uns in der DDR sind als Konsequenz aus diesen neuen Gesichtspunkten eiweißärmere Säuglingsnahrungen entwickelt und eingeführt worden, wie beispielsweise KiNa. Die generelle Anwendung des eiweißärmeren Ernährungsprinzips auf Frühgeborene ist jedoch bisher nicht erfolgt, obwohl es bei diesen Kindern weit eher indiziert wäre als bei Reifgeborenen. So ist die Eliminationsgeschwindigkeit für harnpflichtige Substanzen bei Frühgeborenen deutlich niedriger als bei Reifgeborenen. Hinzu kommt, daß wegen der häufig bestehenden Trinkschwäche für die Frühgeborenenernährung meist hochkalorische Nahrungen mit hohem Eiweiß- und Mineralgehalt aber entsprechend niedrigem Wasseranteil verwendet werden. Frühgeborene benötigen jedoch wegen der „physiologischen" Konzentrationsschwäche ihrer Nieren drei- bis viermal höhere Wassermengen als Reifgeborene, um gleichgroße Mengen an harnpflichtigen Substanzen ausscheiden zu können.
Hier wären aus ernährungsphysiologischer Sicht eiweißärmere Nahrungen mit reichlicherer Wasserzufuhr weit sinnvoller. Es ist mit anderen Worten vorzuziehen, die Trinkmenge bei älteren Frühgeborenen im Bedarfsfall bis auf 250 g/Mahlzeit zu steigern. Bei ad libidum-Fütterung von Frühgeborenen registrierten Keitel und Mitarbeiter Trinkmengen bis zu 350 ml/kg/Tag. Die Trinkmengen sind nach den Beobachtungen von Johnson umso größer, je eiweißärmer die Nahrung ist.
Das hohe Eiweißangebot in der Frühgeborenenernährung wird nach Widdowson nur durch den stabilisierenden Effekt der laufenden Eiweißsynthese toleriert. Sobald interkurrente Störungen auftreten — etwa durch fieberhafte Erkrankungen — kommt es zu einem Zusammenbruch dieses labilen Systems, d. h. zur Retention harnpflichtiger Substanzen.

Problem Kuhmilcheiweiß

Noch ein weiterer Gesichtspunkt spricht gegen die Eiweißanreicherung der Frauenmilch mit Kuhmilchproteinen. Kuhmilchproteine haben in Abhängigkeit vom Grad der Hitzedenaturierung aggressive Wirkungen auf die Magen-Darm-Schleimhaut, was sich in Mikroblutungen und dem Auftreten von Eisenmangelanämien äußert. Die Vorteile des homologen Frauenmilchproteins gehen durch die Anreicherung mit Lakton oder Kaukasan verloren.
Die eiweißärmere Ernährung kann auch als wichtiger Faktor für die Beeinflussung der Mikroökologie des Darmes angesehen werden. Eine antiputride Wirkung von Nahrungen ist nur bei niedrigem Eiweißgehalt erzielbar. Die antiputride Flora kann als wichtiger Schutzfaktor gegen Enteritiden, speziell auch gegen die gefürchtete Enterokolitis gelten.
In letzter Zeit sind einige neue biochemische Gesichtspunkte im Zusammenhang mit der Aminosäurenzusammensetzung des Muttermilchproteins beschrieben worden. So ist der Methioninabbau und die Synthese von Cystin-Cystein aus Methionin bei Frühgeborenen und Neugeborenen durch mangelnde Aktivität des methioninaktivierenden Enzyms, der Cystathioninsynthase und der Cystathionase in der Leber gestört (Räihä, Pohlandt). Dadurch gewinnt die schwefelhaltige Aminosäure Cystin für das Frühgeborene essentiellen Charakter. In diesem Zusammenhang ist bemerkenswert, daß in der Muttermilch zweimal so hohe Konzentrationen an Cystin-Cystein enthalten sind als in der Kuhmilch.

Resorptionsprobleme

Fette und Kohlenhydrate stehen als Diskussionsgegenstand in der Frühgeborenenernährung z. Z. nicht so sehr im Vordergrund. Die Fettverdauung in den ersten Lebenstagen ist deutlich eingeschränkt, später beträgt die Resorptionsquote 80 bis 90% der Zufuhr. Die Fette haben bekanntlich einen hohen Brennwert von über 9 kcal/g. Sie belasten den Stoffwechsel der Nieren nicht, weil bei ihrem Abbau nur Wasser und CO_2, nicht aber harnpflichtige Substanzen entstehen. Die Fettresorption ist allerdings bei allen Magen-Darm-Störungen als erste aller Verdauungsleistungen beeinträchtigt. Bezüglich der Frühgeborenenernährung ist noch zu prüfen, inwieweit mittelkettige Triglyzeride, die im Gegensatz zu den üblichen Neutralfetten nicht über das Lymphgefäßsystem des Darmes, sondern auf dem Blutweg resorbiert werden, für die Frühgeborenenernährung geeignet sind.
Der Gehalt des Duodenalsaftes an Amylase und an Trypsin ist bei Frühgeborenen erniedrigt. Trotz dieser Feststellung verläuft die Spaltung der Stärke und die proteolytische Spaltung der Eiweiße weitgehend auch schon bei unreifen Frühgeborenen normal. Die Darmschleimhaut der Frühgeborenen verfügt über ausreichende Disaccharidaseaktivität, so daß die in der Säuglingsnahrung enthaltenen Zucker, Saccharose und Laktose, durchaus in der Ernährung der Frühgeborenen Verwendung finden können. Einseitige Bevorzugung eines Zuckers kann jedoch zu Kapazitätsüberschreitungen der Metabolisierungsrate führen. So werden z. B. bei parenteraler Ernährung der Frühgeborenen schon bei der Zufuhr von 0,4 g Glukose/kg/Tag Hyperglykämien beobachtet. Von Dweck und Cassady wurden bei 36 von 50 Frühgeborenen unter diesen Bedingungen Hyperglykämien von mehr als 300 mg/100 ml gemessen. Die Lösung dieses Problems kann nur darin bestehen,

mehrere Kohlenhydrate zugleich anzubieten, die auf unterschiedlichen Stoffwechselwegen metabolisiert werden und somit einseitige Überlastungen eines Stoffwechselweges vermeiden.

Ernährung von Frühgeborenen unter 1500 g Körpergewicht

Die hier erörterten Aspekte sind trotz ihrer ernährungsphysiologischen Bedeutung nicht die Stelle, an der uns in der Praxis der Schuh drückt; denn viele unserer Fehler werden durch das Anpassungsvermögen der Frühgeborenen über 1500 g Geburtsgewicht kompensiert. Das Schwergewicht des Problems liegt vielmehr auf der Ernährung der Frühgeborenen der niedrigen Gewichtsklassen unter 1500 g, besonders aber derjenigen Frühgeborenen, die weniger als 1000 g wiegen. Kritisch sind besonders die ersten Tage nach der Geburt. Hier wurde in den letzten Jahren eine Tendenzwende vollzogen, indem sich die Erkenntnis durchgesetzt hat, daß diese Kinder **frühzeitig** ernährt werden müssen. Die Frühernährung aber beherrschen wir als neue Methode im Detail noch sehr unvollkommen.

Warum Frühernährung, warum Frühfütterung der Frühgeborenen? Bei einer Nahrungszufuhr von 80 kcal/kg und darunter befindet sich ein Frühgeborenes in kataboler Stoffwechsellage. Es benötigt mindestens 110 Kalorien für ein aktives Gedeihen. Bei ungenügender Kalorienzufuhr ist mit Hypoglykämien, Azidosen, Hyperbilirubinämien und Störungen des Hirnwachstums zu rechnen. Winick und Mitarbeiter haben tierexperimentell nachgewiesen, daß Mangelernährung im Stadium der zellulären Proliferation des Zentralnervensystems zu irreversiblen Schäden führt. Das Stadium der Zellproliferation des Hirns reicht beim Menschen bis in die Neugeborenenperiode. Ein Frühgeborenes ist demnach in Abhängigkeit vom Grad seiner Unreife stärker und länger als ein Reifgeborenes durch Mangelernährung bedroht. Es kommt mit minimalen Energiereserven auf die Welt. Ein 1000 g schweres Frühgeborenes hat beispielsweise nur verfügbare Energiereserven an Fetten und Kohlenhydraten in Höhe von 110 Kalorien. Diese geringe Energiereserve wird schon bei bestehendem Minimalstoffwechsel nach ein bis zwei Tagen verbraucht. Unter Berücksichtigung einer Eiweißreserve von 85 g hat ein solches Kind spätestens nach 5 Tagen keine Energiereserven mehr. Darin liegt zweifellos der Grund, daß viele dieser Kinder häufig nicht unmittelbar postnatal an komplizierenden perinatalen Erkrankungen versterben, sondern erst um den 5. Lebenstag herum.

Ein sehr wichtiges Problem wird häufig aus diesen Betrachtungen ausgeklammert. Das ist die enorme Steigerung des Kalorienbedarfs bei verschiedenen krankhaften katabolen Zuständen, wie bespielsweise dem Atemnotsyndrom. Es sei hier daran erinnert, daß 1 g Glukose bei aerober Verbrennung 38 mol ATP, bei anaerober Verbrennung aber nur 2 mol ATP liefert. Forcierte Atemarbeit, Fieber und andere Störungen können zu weiteren Steigerungen des Kalorienbedarfs führen. Durch diese Faktoren wird der vielfache Anstieg des Kalorienbedarfs bzw. die kurzfristige Erschöpfung der Energiereserven bei Adaptationsstörungen und Frühgeborenenerkrankungen, wie z. B. dem Atemnotsyndrom, deutlich.

Unter diesem Aspekt war das bisher geübte Regime der Frühgeborenenernährung in den ersten Lebenstagen eine krasse Form der Hungerpädiatrie. Über die Notwendigkeit der Frühernährung sollte es daher keine Diskussionen mehr geben. Wie aber die Frühernährung am zweckmäßigsten zu gestalten ist, bleibt zunächst problematisch.

Wege zur Ernährung Frühgeborener

Der von der Natur gegebene Weg der Ernährung eines Frühgeborenen wäre die parenterale Ernährung. Sie ist leider, besonders bei langfristiger Anwendung, mit einem hohen Infektionsrisiko belastet. Intimaschäden durch hyperosmolare Infusionslösungen oder ungenügender Kaloriengehalt der Infusionslösungen, Störungen der Fettverwertung, die Notwendigkeit der Kombination verschiedener Zucker oder Zuckeraustauschstoffe, die Optimierung des Aminosäurenmusters sind hierbei noch zu lösende Probleme.

Eine neue bzw. in Amerika wiederentdeckte Form der Ernährung untergewichtiger Frühgeborener ist die nasojejunale bzw. nasogastrale kontinuierliche Tropfinfusion der Nahrung. Hierüber haben Cheek und Staub, Wallmann, Landwirth u. a. in letzter Zeit berichtet. Diese Form der Ernährung ahmt die kontinuierlichen Bedingungen der Nährstoffzufuhr in den Plazentarkreislauf besser nach als die diskontinuierliche Fütterung. Auch bei sehr untergewichtigen Frühgeborenen wurden Flüssigkeitsmengen von 300 ml/kg/Tag schon frühzeitig komplikationslos toleriert. Verwendet wurden von den amerikanischen Autoren adaptierte Säuglingsnahrungen wie „Similac". Die Osmolarität der zugeführten Nahrung lag dabei zwischen 276 und 396 mosmol/l.

Wir erproben z. Z. eine auf den Frühgeborenenbedarf abgestimmte chemisch definierte Bausteinnahrung in der genannten Applikationsform. Solche Nahrungen sind aus theoretischen und praktischen Gründen besonders gut für die Frühgeborenenaufzucht geeignet, da sie an die Verdauungsleistung des Organismus praktisch keine Anforderungen stellen. Bei den erforderlichen hohen Kalorienzufuhren von 150 bis 180 kcal/kg Körpergewicht muß jedoch bei dieser Ernährungsform mit Dumping-Symptomen und Störungen des intermediären Stoffwechsels von Monosacchariden und Aminosäuren gerechnet werden.

(Fortsetzung Seite 122)

Ätiopathogenese und Klinik der Hyperlipoproteinämien

M. Hanefeld

Personen mit erhöhtem Blutlipidspiegel erkranken früher, häufiger und schwerer an ischämischen Gefäßkrankheiten als Stoffwechselgesunde. Das ist das übereinstimmende Fazit zahlreicher epidemiologischer Studien zur Klärung der Ursachen ischämischer Herzkreislauferkrankungen. Die Beziehungen der Hyperlipoproteinämien zur Arteriosklerose und ihre Folgekrankheiten sowie die Entwicklung neuer analytischer Methoden zur Bestimmung der freien Fettsäuren (FFS), Triglyzeride und Lipoproteinfraktionen des Plasmas haben die Forschung auf diesem Gebiet enorm stimuliert und führten zu einer Fülle neuer Erkenntnisse über den Lipidstoffwechsel unter normalen und pathologischen Bedingungen. Damit wurde eine rationelle Basis für die diätetische und medikamentöse Senkung erhöhter Blutlipide geschaffen mit dem Ziel der primären resp. sekundären Prävention der arteriosklerotischen Gefäßerkrankungen. Durch Interventionsstudien mit lipidsenkenden Diäten konnte inzwischen der Beweis angetreten werden, daß durch Umstellung der Ernährung eine effektive, anhaltende Senkung der Blutlipide und parallel dazu ein Rückgang der Inzidenzquote ischämischer Herzkrankheiten möglich ist. Deshalb gewinnen Lipidstoffwechselprobleme für die Planung und Gestaltung der Ernährung und die Diätetik zunehmend an Bedeutung.

Definition der Hyperlipoproteinämie (HLP)

HLP sind Krankheiten, bei denen angeborene oder erworbene Störungen in der Bildung, im Transport oder Abbau der Lipoproteine zur Erhöhung der Blutspiegel von Cholesterol und/oder Triglyzeriden führen. Da Lipide im Blut stets an Eiweißkörper gebunden transportiert werden, sollte man nicht länger den Terminus Hyperlipidämien verwenden. Die Frage, ab wann ein Lipidwert erhöht bzw. pathologisch ist, kann z. Z. noch nicht definitiv beantwortet werden, da das Niveau der Lipidspiegel im Gegensatz zu anderen Metaboliten sehr von der Ernährung, dem Alter, Geschlecht, relativem Körpergewicht und der Muskelkonditionierung der untersuchten Population abhängt. Aus biologischer Sicht kann ein Lipidwert dann als ideal gelten, wenn damit Gesundheit und eine hohe Lebenserwartung verbunden sind. Das setzt das Ausbleiben prämaturer Gefäßveränderungen voraus. Als obere Limits für ideale Triglyzeridwerte können z. Z. 150 mg/100 ml und für Cholesterol 220–240 mg/100 ml angegeben werden. Blutlipide zeigen jedoch erhebliche intraindividuelle Schwankungen, die durch Umweltfaktoren, Saisoneinflüsse, Erkankungen, Medikamenteneinnahme und Änderungen des Körpergewichts bedingt sein können. Hinzu kommt der methodische Fehler bei den Lipidanalysen. Es hat sich deshalb zur Eliminierung passagerer Lipiderhöhungen als nützlich erwiesen, für eine HLP im engeren Sinne höhere Grenzwerte zu wählen. Eine HLP wird danach angenommen, wenn die Triglyzeride > 250 mg/100 ml oder das Cholesterol > 300 mg/100 ml betragen.
Nach übereinstimmenden Literaturmitteilungen sind HLP in Industriestaaten mit Über- und Fehlernährung die häufigste Stoffwechselerkrankung. In der DDR kann nach den Ergebnissen der Dresdner Studie unter der berufstätigen Bevölkerung mit einer HLP-Frequenz von 7,6% gerechnet werden.

Erkennung von Hyperlipoproteinämien

Viele HLP verlaufen zunächst über Jahre symptomlos und werden erst durch ihre Komplikationen klinisch manifest. Bei den folgenden anamnestischen und klinischen Befunden (Tab. 1) sollte jedoch unbedingt an eine HLP gedacht werden. Durch Bestimmung der Triglyzeride und des Cholesterols wird die Diagnose gesichert. Im Hinblick auf die erheblichen Spontanfluktuationen sind jedoch mindestens 2 Lipidbestimmungen an verschiedenen Tagen unter streng standardisierten Bedingungen erforderlich: 1. Blutentnahme morgens nüchtern nach 12–14 Stunden

Tabelle 1

Anamnestische, klinische und paraklinische Hinweiszeichen bei vorliegender Hyperlipoproteinämie

Familienanamnese	Fettstoffwechselstörungen, Xanthome, Diabetes, Gicht, Mastfettsucht, gehäuft und frühzeitig auftretende Herzkrankheiten und Angioorganopathien, plötzlicher Tod in jungen Jahren unklarer Ätiologie
Eigenanamnese	Prämature vaskuläre Komplikationen, insbesondere Angina pectoris und Myokardinfarkt, Oberbauchbeschwerden, Pankreatitis, allgemeines Unwohlsein, Leistungsabfall, Potenzstörungen, Parästhesien in den Extremitäten, Hypertonie, Hyperurikämie, Fettleber, Diabetes
Status	Xanthome, Zeichen der Präsklerose, Hepatomegalie, Arcus lipoides corneae bei Jugendlichen, Übergewicht
Paraklinische Befunde	Lipämisches Serum, kryptogenetische Thymol- und AST-Erhöhungen

Tabelle 2

Sekundäre Hyperlipoproteinämien

Erkrankung	Lipoproteinmuster (Typ)
Diabetes mellitus (Insulindefizit)	I, IV, V
Nephrotisches Syndrom	II, IV, V
Urämie	IV
Pankreatitis	IV, V
Cholestatische Hepatosen	II, LPX
Primäre biliäre Zirrhose	II, LPX
Alkoholismus,	IV, V
Paraproteinosen	I, II, IV, V
Hypothyreose	II, IV
Hypophyseninsuffizienz	IV
Glykogenosen	IV
Analbuminämie	II
Porphyrie	II
Idiopathische Hyperkalzämien	II, IV

Nahrungskarenz, 2. stationäres Körpergewicht, 3. Normalkost und 4. lipidwirksame Pharmaka müssen mindestens 3 Wochen vor der Probennahme abgesetzt werden.

Klassifizierung der Hyperlipoproteinämien

Unter dem Begriff HLP faßt man eine Gruppe von Krankheiten zusammen, die sich hinsichtlich Vererbungsmodus, Entstehung, Erscheinungsbild, Klinik und Therapie in wesentlichen Punkten unterscheiden. Da die Blutlipide bei einer Vielzahl von Krankheiten, Medikamenteneinnahme usw. erhöht sind, gilt es zunächst, durch klinische Recherchen eine sekundäre HLP auszuschließen (Tab. 2).

Eine primäre HLP kann angenommen werden, wenn ohne erkennbare Grundkrankheit oder andere lipiderhöhende Faktoren die angeführten Grenzwerte für Blutlipide überschritten werden und ein pathologisches Lipoproteinmuster in der Lipidelektrophorese auftritt. An Hand des Lipoproteinmusters lassen sich 6 Typen unterscheiden (Abb. 1). Die Kurzbezeichnungen wurden von Fredrickson und seiner Arbeitsgruppe mnemotechnisch von der Stellung der pathologischen Bande auf Elektrophoresestreifen abgeleitet. Eine wertvolle Hilfe bei der Beurteilung des Lipoproteinmusters stellt die Beobachtung des Serumverhaltens dar. Zur Abgrenzung des Typs IIb und zum Nachweis des Floating-β-Lipoproteins bei Typ III sind zusätzlich quantitative Bestimmungen

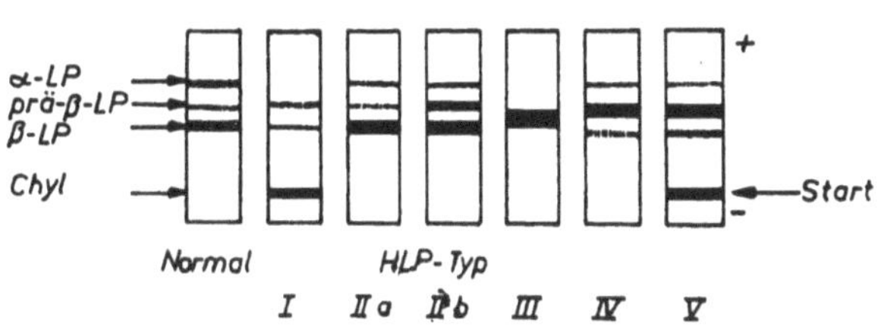

Abb. 1. Lipoproteinkonstellation bei den Hyperlipoproteinämietypen der Klassifikation nach Fredrickson

der einzelnen Lipoproteinfraktionen in der analytischen Ultrazentrifuge erforderlich. Besteht keine Möglichkeit, eine Lipidelektrophorese durchzuführen, so genügt die angenäherte Typendifferenzierung an Hand der Serumlipidkonzentrationen und des Verhaltens des Serums bei 24-stündigem Stehen bei 4 °C in einem Zentrifugenglas (Abb. 2).

Charakterisierung und Klinik primärer HLP

Typ I (Hyperchylomikronämie)

Synonyma: Exogene Hyperlipidämie, essentielle fettinduzierte Hypertriglyzeridämie, Bürger-Grützsche Erkrankung.

Kriterien: 1. Große Mengen Chylomikronen im Nüchternserum. 2. Keine wesentlichen Veränderungen der übrigen Lipoproteinfraktionen.

Nachweismethoden: 1. Das Serum ist bei Abnahme milchig. Beim Stehen bildet sich ein cremeartiger Überstand über klarem Serum. 2. Die Triglyzeride sind massiv erhöht, das Cholesterol nur gering, so daß der Quotient aus Cholesterol/Triglyzeriden unter 0,1 liegt. 3. Die Lipoproteinlipaseaktivität ist vermindert. 4. Am Startpunkt der Lipidelektrophorese findet sich eine breite Chylomikronenbande.

Ätiopathogenese: Der Typ I wird autosomal rezessiv vererbt. Als Ursache für den stark verzögerten Chylomikronenabbau wurde ein Mangel an Lipoproteinlipase nachgewiesen. Als Folge dieses Enzymdefektes fällt der Klärmechanismus nach fettreichen Mahlzeiten aus.

Klinik: Das Krankheitsbild ist sehr selten. Es wird bereits im Kindesalter manifest. Leitsymptom sind die Leber- und Milzvergrößerung sowie Oberbauchkoliken. Häufig findet man am ganzen Körper eruptive Xanthome. Charakteristisch ist die Abhängigkeit dieser Symptome vom Fettgehalt der Nahrung. Nach Restriktion des Nahrungsfettes kommt es innerhalb von 1—2 Wochen zur Besserung des Befindens und der Laborwerte. Interessanterweise leiden diese Patienten nicht häufiger an Arteriosklerose und Diabetes als die Durchschnittsbevölkerung.

Typ IIa (Hyper-β-Lipoproteinämie)

Synonyma: Essentielle Hypercholesterolämie, hypercholesterolämische Xanthomatose.

Kriterien. 1. Erhöhung der β-Lipoproteinkonzentration. 2. Normale Prä-β- und α-Lipoproteinbande.

Nachweismethoden: 1. Das Nüchternplasma ist klar. 2. Serumcholesterol $>$ 300 mg/100 ml, Triglyzeride $<$ 150 mg/100 ml, Cholesterol/Triglyzeridquotient $>$1,5. 3. Intensive Anfärbung der β-Bande.

Ätiopathogenese: Der Erbgang ist autosomal dominant mit unterschiedlicher Penetranz. Über die Pathogenese ist bisher wenig bekannt. Während kinetische Studien mit markierten β-Lipoproteinen für eine Abbaustörung der β-Fraktion sprechen, konnte in anderen Fällen eine Störung im Feedbackmechanis-

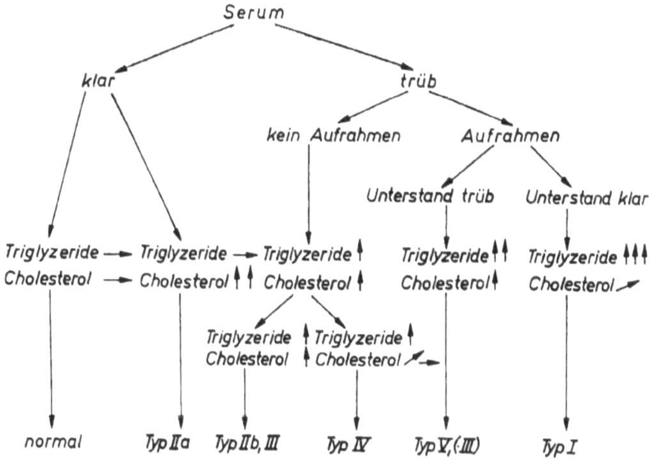

Abb. 2. Screening zur Beurteilung des Typs der Hyperlipoproteinämie

mus zwischen exogener Cholesterolzufuhr und endogener Synthese nachgewiesen werden. Neuere Untersuchungen ergaben eine Störung in der biliären Cholesterolsekretion. Für die Praxis bedeutsam ist die Tatsache, daß die z. Z. übliche fett- und cholesterolreiche Ernährung die Manifestation dieser Stoffwechselerkrankung begünstigt.

Klinik: Nach den Ergebnissen der Dresdner Studie

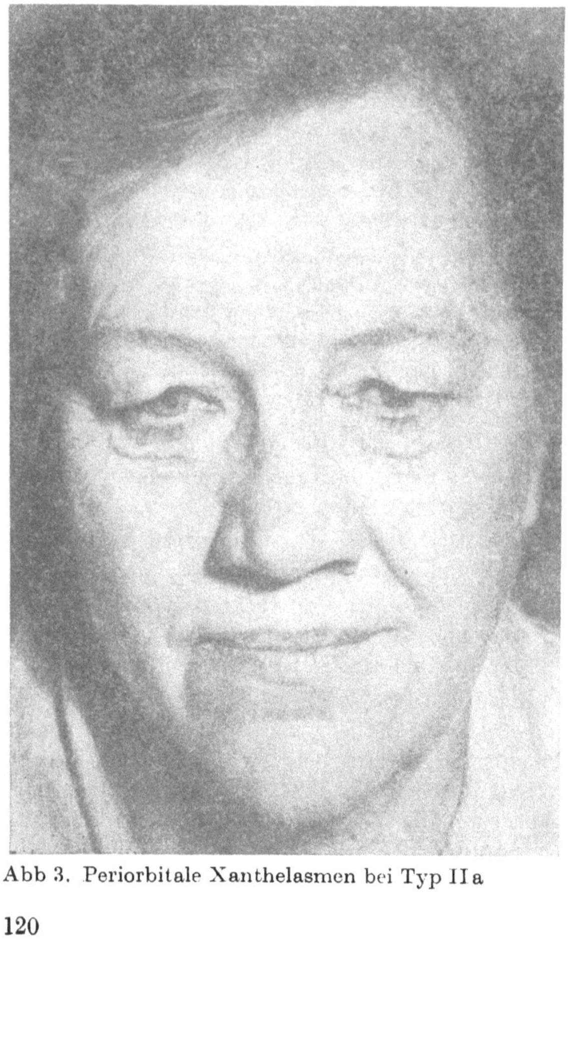

Abb 3. Periorbitale Xanthelasmen bei Typ IIa

beträgt die Häufigkeit dieses Typs unter der DDR-Bevölkerung 1—3%. Bei Homozygoten wird das Krankheitsbild bereits in der Kindheit, bei Heterozygoten im Erwachsenenalter manifest. Die Patienten sind meist schlank und von leptosomem Habitus. Charakteristisch sind periorbitale Xanthelasmen (Abb. 3) und Sehnenxanthome. Weiterhin beobachtet man oft einen Arcus lipoides corneae. Die Bedeutung des Krankheitsbildes besteht in dem frühzeitigen Auftreten schwerer arteriosklerotischer Gefäßveränderungen, die insbesondere die Herzgefäße betreffen (Koronartyp der Arteriosklerose). Bei homozygoten Merkmalsträgern wurden Infarkte bereits vor dem 10. Lebensjahr beschrieben. Ein großer Teil der Typ IIa-Patienten wird deshalb im Rahmen der Risikofaktorensuche bei frühreifer Koronarsklerose und Infarkt diagnostiziert. Bei Herzinfarkten vor dem 40. Lebensjahr ist die Hypercholesterolämie die häufigste Ursache. Differentialdiagnostisch müssen vor allem sekundäre Cholesterolerhöhungen (z. B. bei chronischen Nierenerkrankungen) ausgeschlossen werden. Die Prognose hängt vom Verlauf der Gefäßkomplikationen ab.

Typ IIb (Hyper-β- mit Hyperprä-β-Lipoproteinämie)

Kriterien: 1. Vermehrung der β- und Prä-β-Lipoproteine. 2. LDL-Lipoprotein-Cholesterol $>$ 190 mg pro 100 ml.

Nachweismethoden: 1. Serum klar bis mäßig getrübt ohne Chylomikronen. 2. Cholesterol $>$ 300 mg/100 ml, Triglyzeride 150 bis 500 mg/100 ml. 3. Bei der analytischen Ultrazentrifugation sind die LDL-(β-Lipoprotein)- und VLDL-(prä-β-Lipoprotein)-Konzentrationen erhöht.

Ätiopathogenese: Der Vererbungsmodus ist bisher ungeklärt. Familiäres Vorkommen wurde wiederholt beschrieben. Der wesentliche Unterschied zum Typ IIa besteht darin, daß die Lipiderhöhungen durch eine fettarme polyensäurereiche Diät mit gleichzeitiger

Herabsetzung der Glukose, Fruktose und Saccharose in der Nahrung reduziert werden können.

Klinik: Im Unterschied zum Typ IIa sind diese Patienten meist übergewichtig. Es besteht eine gehäufte Neigung zu Fettleber, Diabetes und Gicht. Nach den Erfahrungen der Stockholmer Studie sind diese Patienten besonders schwer von arteriosklerotischen Gefäßerkrankungen betroffen.

Typ III (HLP mit flotierendem β-Lipoprotein)

Synonyma: Hypercholesterolämie mit Hypertriglyzeridämie, Erkankung mit breiter β-Bande.

Kriterien: Nachweis eines abnormen β-Lipoprotein mit hohem Triglyzeridanteil.

Nachweismethoden: 1. Trübes Serum, das in manchen Fällen aufrahmt. 2. Cholesterol und Triglyzeride sind oft in gleichem Maße erhöht. 3. In $^2/_3$ der Fälle findet sich lipidelektrophoretisch die pathognomische Verbreiterung der β-Bande, die jedoch nicht beweisend ist. 4. Nachweis des triglyzeridreichen β-Lipoproteins im Überstand des ultrazentrifugierten Serums bei der spezifischen Dichte $d < 1{,}006$.

Ätiopathogenese: Das Krankheitsbild tritt meist familiär auf. Es wird ein autosomal rezessiver Erbgang diskutiert. Nach neueren Untersuchungen wird angenommen, daß das Floating-β-Lipoprotein ein Intermediärprodukt des Abbaus der Prä-β-Lipoproteine darstellt, das infolge eines Enzymdefektes beim Typ III in größeren Konzentrationen anfällt. Die Hypertriglyzeridämie ist kalorien- und kohlenhydratinduzierbar.

Klinik: Der Typ III ist selten und wurde erst 1967 von Fredrickson und Mitarb. abgegrenzt. Die Patienten sind mäßig adipös. Das charakteristischste klinische Symptom sind braungelbe Lipidablagerungen in den Handlinien und an den Druckstellen von Ringen. Herzinfarkt, Angioorganopathien und Diabetes treten bei diesem Typ ebenfalls gehäuft auf.

Typ IV (Hyperprä-β-Lipoproteinämie)

Synonyma: Essentielle kohlenhydratinduzierte Hyperlipoproteinämie, endogene Hypertriglyzeridämie.

Kriterien: 1. Isolierte Vermehrung der Prä-β-Lipoproteine. 2. keine Chylomikronen.

Nachweismethoden: 1. Plasma meist trüb, rahmt nicht auf, 2. Triglyzeridkonzentration > 250 mg/100 ml, Cholesterol normal oder gering erhöht, Cholesterol/Triglyzeridquotient < 1,0. Bei erhöhten Triglyzeridwerten und normalem Cholesterolspiegel ist ein Typ IV sehr wahrscheinlich. 3. Verstärkte Prä-β-Bande. Dieser Befund ist nur zu verwerten, wenn die Triglyzeridwerte erhöht sind.

Ätiopathogenese: Es handelt sich um eine inhomogene Gruppe. Die Vererbung erfolgt wahrscheinlich autosomal rezessiv. Übergewicht und kohlenhydratreiche Kost begünstigen die Manifestation. Als pathogenetische Faktoren werden sowohl eine gesteigerte Synthese als auch Abbaustörungen der Prä-β-Lipodroteine angenommen. So konnte in vitro nachgewiesen werden, daß bei kohlenhydratreicher Kost die Triglyzeridsynthese in Leber- und Fettgewebsproben von Typ IV-Patienten exzessiv gesteigert war. Wurden diese auf eine kohlenhydratarme fettreiche Kost umgesetzt, sank die Lipogenese zur Norm ab. Neuere Untersuchungen mit parenteraler Ernährung weisen darauf hin, daß ein wesentlicher Teil der Prä-β-Lipoproteine im Dünndarm synthetisiert wird. Andererseits besteht bei einem großen Teil der Typ IV-Patienten eine Fettzellhypertrophie bei gleichzeitiger Erhöhung der freien Fettsäuren im Serum und Hyperinsulinismus. Der Abbau der Prä-β-Lipoproteine in der Peripherie verläuft bei diesen Patienten stark verlangsamt. Gesteigerte Synthese infolge kohlenhydratreicher Ernährung und verzögerter Abbau der Lipide scheinen somit gleichermaßen an der Pathogenese der Hypertrigyzeridämie im Sinne eines circulus vitiosus beteiligt zu sein.

Klinik: Dieser Typ ist neben Typ IIa die häufigste HLP. Meist handelt es sich um Pykniker mit im frühen Erwachsenenalter erworbener mäßiger Fettsucht. Häufig tastet man eine vergrößerte prallelastische Fettleber. Xanthome fehlen meist. Oberbauchkoliken, Völlegefühl, Nachlassen der physischen und psychischen Leistungsfähigkeit sind die am häufigsten geklagten Beschwerden. Das Krankheitsbild kann aber auch völlig symptomlos verlaufen. Die wichtigsten Komplikationen sind ischämische Gefäßerkrankungen, insbesondere der Koronarien, Diabetes mellitus und Pankreatitis. Differentialdiagnostisch müssen vor allem sekundäre Triglyzeriderhöhungen bei Alkoholabusus, Diabetes und primärer Pankreatitis beachtet werden.

Typ V (Hyperprä-β-Lipoprotein- und Chylomikronämie)

Synonyma: Kalorisch induzierte Hyperlipämie, gemischt endogen-exogene Hyperlipämie, kombinierte fett- und kohlenhydratinduzierte Hyperlipämie.

Kriterien: Im Nüchternplasma sind Chylomikronen und erhöhte Prä-β-Lipoproteinkonzentrationen nachweisbar.

Nachweismethoden: 1. Das Plasma ist milchig trüb. Nach 24stündigem Stehen setzt sich über trübem Serum eine Chylomikronenschicht ab. 2. Triglyzeride meist > 1000 mg/100 ml, Cholesterol mäßig bis stark erhöht, Cholesterol/Triglyzeridquotient 0,2 – 0,6. 3. Lipidelektrophoretisch starke Chylomikronen- und Prä-β-Bande.

Ätiopathogenese: Obwohl familiäres Auftreten wiederholt nachgewiesen wurde, ist die Eigenständigkeit dieses Typs heute umstritten. Es konnte vielmehr gezeigt werden, daß eine hohe Prä-β-Konzentration den Abbau der Chylomikronen hemmt. Reduziert man den Fettanteil der Nahrung und ersetzt gesättigte Fettsäuren durch Polyenfettsäure, dann tritt oft ein Wandel zum Typ IV auf (Abb. 4).

Klinik: Diese unterscheidet sich nur wenig vom ausgeprägten Typ IV. Eine hypokalorische Ernährung und Reduzierung des Übergewichts führt meist zu drastischer Senkung der Triglyzerid- und Cholesterolwerte. Die Xanthome treten teilweise eruptiv auf, teilweise findet man sie an Knien und Ellbogen. Im

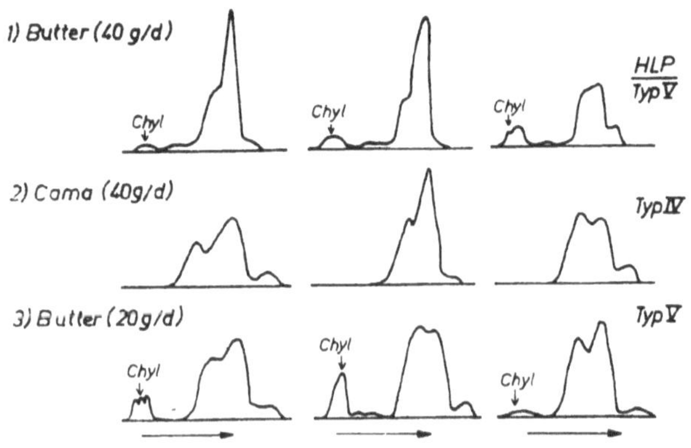

Abb. 4. Einfluß der Diät auf die Hyperlipoproteinämie Typ V (3 Einzelbeispiele). Densitometrisch ausgewertete LP-Elektropherogramme

Vordergrund stehen Klagen über Oberbauchkoliken. Der Krankheitsverlauf wird von den Gefäßkomplikationen und der Pankreatitisdisposition bestimmt.

Zusammenfassend läßt sich sagen, das Hyperlipoproteinämien heute zu den häufigsten und gesundheitspolitisch bedeutungsvollsten Erkrankungen gehören. Sie lassen sich wie wenig andere Erkrankungen durch Umstellung der Ernährung und Einstellung auf das Optimalgewicht behandeln, ja teilweise heilen. Ihre frühzeitige Erfassung und Therapie bietet für unser sozialistisches Gesundheitswesen die faszinierende Möglichkeit, Personen mit erhöhtem Gefäßrisiko noch vor der Manifestation des Gefäßleidens zu erkennen und zu behandeln und damit einen wichtigen Beitrag zur Bekämpfung der Herz-Kreislauf-Erkrankungen zu leisten.

Dr. sc. med. M. Hanefeld
Medizinische Klinik der
Medizinischen Akademie
„Carl Gustav Carus"
Dresden

Fortsetzung von Seite 107:

„Stand und Perspektive der Ernährungserziehung in der DDR"

Damit in Verbindung gilt es, in der Perspektive das Netz der Gaststätten und Kaufhallen der gesunden Ernährung zu erweitern.

6. Eine immer größere Bedeutung für praktische Ernährungserziehung wird die Gemeinschaftsverpflegung in Schulen und Betrieben bekommen. Eine vorbildliche, in Zukunft differenzierte Schulspeisung wird nicht nur die Erziehung unserer Schulkinder zu einer gesundheitsfördernden Ernährung verbessern helfen sondern auch positiv auf eine gesunde Ernährung in der Familie zurückwirken.
   In geeigneten Betrieben aller Volkswirtschaftsbereiche sind Betriebsgaststätten der gesunden Ernährung einzurichten, die neben einem vielseitigen und gekennzeichneten Frühstücks- und Mittagsangebot auch eine Feierabend- und Wochenendversorgung der Werktätigen mit gesunder Kost liefern sollten.
7. Eine bisher noch wenig genutzte Möglichkeit ist der internationale Erfahrungsaustausch und die internationale Zusammenarbeit auf dem Gebiet der Ernährungserziehung. Es hat sich schon gezeigt, daß wir auch auf diesem Gebiet von den Erfahrungen der Sowjetunion und anderer sozialistischer Bruderländer noch etwas lernen können und daß sich in Zukunft eine multilaterale Kooperation für alle Länder der sozialistischen ökonomischen Integration lohnt. Dabei sind wir nicht immer die Nehmenden, sondern können auf manchem Gebiet der Gesundheits- und Ernährungserziehung auch die Gebenden sein.

Prof. Dr. habil. H.-A. Ketz
Zentralinstitut für Ernährung
der AdW der DDR
Potsdam-Rehbrücke

Fortsetzung von Seite 117:

„Probleme der Frühgeborenenernährung"

Für die Zukunft bleibt es eine wichtige Aufgabe, zu prüfen, ob die Utilisationsraten von Monosacchariden und Aminosäuren bei Frühgeborenen durch medikamentöse Stimulation von Enzymsystemen, speziell der Synthese des zyklischen Adenosinmonophosphats und anderer energiereicher Phosphatverbindungen verbessert werden können.

Die Gesamtheit aller dieser Bemühungen dient dem Ziel, die Überlebenschancen der Frühgeborenen weiter zu verbessern und diesen Kindern eine störungsfreie Entwicklung zu garantieren.

Literaturhinweise können beim Verfasser angefordert werden.

Doz. Dr. med. habil. W. Heine
Kinderklinik der Universität
Rostock

Tagungen – Mitteilungen

Gründung der Sektion „Humanernährung" der Gesellschaft für Ernährung in der DDR

Am 12. 3. 1975 fand im Zentralinstitut für Ernährung der AdW der DDR, Potsam-Rehbrücke, die Gründungsveranstaltung der Sektion Humanernährung der Gesellschaft für Ernährung in der DDR statt. Unter den ca. 50 Teilnehmern befanden sich Herr Prof. K. Lohmann, Präsident der Gesellschaft für experimentelle Medizin der DDR und Ehrenmitglied der Gesellschaft für Ernährung in der DDR; Herr Prof. S. M. Rapoport, langjähriger Vorsitzender der Biochemischen Gesellschaft der DDR und Vorsitzender des Problemrates des medizinischen Projektes Ernährung und Leistung; Herr Prof. W. Plenert, Vorsitzender der Gesellschaft für Pädiatrie der DDR; Herr Prof. H. Haenel, Direktor des Zentralinstituts für Ernährung; Herr Prof. H. K. Gräfe sowie Vertreter des Forschungszentrums für Molekularbiologie und Medizin der AdW der DDR, der im Projekt Ernährung und Leistung zusammenarbeitenden Einrichtungen, des Forschungsverbandes Herz-Kreislauf-Krankheiten, der medizinischen Forschungsprojekte Diabetes und Gastroenterologie, der Sportmedizin und der Bezirkshygieneinstitute.

Die Veranstaltung wurde vom Vorsitzenden der Gesellschaft für Ernährung in der DDR, Herrn Prof. H. Schmandke, eröffnet. In einer halbtägigen Fachtagung wurden Ergebnisse des medizinischen Projektes Ernährung und Leistung zum Thema „Stoffwechsel bei Adipositas" vorgestellt und diskutiert. Ein Themenkomplex befaßte sich mit der Dynamik von Serummetaboliten des Energiestoffwechsels und deren Korrelationen bei Erwachsenen (Dr. sc. R. Noack, Zentral-Institut für Ernährung, Potsdam-Rehbrücke) und Kindern (Dr. V. Hesse, Universitätskinderklinik, Jena) in unterschiedlichen Phasen der Adipositasentwicklung.

In beiden Fällen zeigte sich, daß insbesondere den Beziehungen zwischen den freien Fettsäuren und den Ketonkörpern unter den Bedingungen einer gesteigerten Lipolyse Bedeutung bei der Charakterisierung eines unterschiedlichen Stoffwechselverhaltens in verschiedenen Entwicklungsphasen der Adipositas zukommt.

Ein weiterer Themenkomplex beinhaltete Untersuchungen an Ratten mit einer durch fettreiche Ernährung induzierten Fettsucht. Durch Frau Dr. sc. Chr. Voss (Physiologisch-chemisches Institut der Universität, Greifswald) wurden die Entwicklung des Körpergewichts und der Körperzusammensetzung sowie von Serummetaboliten des Energiestoffwechsels in unterschiedlichen Phasen der Fettsuchtentwicklung vorgestellt. Herr Prof. W. Haude (Institut für Pathobiochemie der Universität, Greifswald) berichtete über den Gehalt an unterschiedlichen Lipidkomponenten in Leber, Serum und Fettgewebe desgleichen tierexperimentellen Modells.

In der am Nachmittag erfolgenden Konstituierung der Sektion Humanernährung wurden von Dr. sc. R. Noack, der mit der Bildung der Sektion beauftragt war, die Aufgaben der Sektion umrissen. In ihr sollen Interessenten erfaßt werden, die in ihrer wissenschaftlichen und praktischen Tätigkeit auf folgenden Gebieten der Humanernährung tätig sind:

- normale und pathologische Biochemie, Physiologie und Biologie der Ernährung
- Erfassung und Beurteilung der Ernährungssituation und des Ernährungszustandes
- Einflußnahme auf die Ernährungssituation durch Ernährungaufklärung und -erziehung sowie durch Veränderungen im Lebensmittelsortiment und in der Gemeinschaftsverpflegung.

Die Arbeit der Sektion erfolgt in Abstimmung mit den Sektionen Diätetik, Ernährungswirtschaft und Tierernährung der Gesellschaft für Ernährung in der DDR. Sie beinhaltet die Durchführung von Sektionstagungen zur Vermittlung neuer Kenntnisse und zur Fortbildung auf dem Gebiet der Humanernährung, die Mitwirkung bei der Erarbeitung von Stellungnahmen und Vorschlägen auf dem Gebiet der Humanernährung sowie bei der Ernährungsaufklärung und -erziehung.

Im Anschluß an die Diskussion wurde die Leitung der Sektion Humanernährung gewählt:

Dr. sc. med. R. Noack, Zentralinstitut für Ernährung der AdW der DDR (Vorsitzender)

Dr. sc. M. Möhr, Zentralinstitut für Ernährung der AdW der DDR (stellv. Vorsitzender)

Dr. sc. med. N. Bannert, Kinderklinik der Medizinischen Akademie Magdeburg

Dr. Dr. sc. med. Fiedler, Zentralinstitut für Diabetes „Gerhard Katsch", Karlsburg.

R. Noack

Weiterbildungstagung für Ernährungstechniker und Kochinstrukteure

2. wissenschaftlich-technisches und ökonomisches Symposium vom 7. und 8. 2. 1975 in Kühlungsborn, veranstaltet von der Sektion Gesellschaftliche Speisenwirtschaft im Fachverband Lebensmittelindustrie der Kammer der Technik

Neben den Praktikern aus allen Bereichen der Gemeinschaftsverpflegung nahmen an der Veranstaltung Vertreter der Ministerien für Land-, Forst- und Nahrungsgüterwirtschaft, Volksbildung und Nationale Verteidigung sowie Vertreter des FDGB-Bundesvorstandes teil. Weiterhin konnten Delegierte der Bruderorganisationen der KAMMER DER TECHNIK aus der ČSSR und der Volksrepublik Polen begrüßt werden.
Seit der Fortbildungstagung in Friedrichroda im Jahre 1972 hat die Gesellschaftliche Speisenwirtschaft weitere Fortschritte zur Verbesserung der sozialistischen Arbeits- und Lebensbedingungen auf der Grundlage der Beschlüsse des VIII. Parteitages der SED erzielt, stellte der Vorsitzende der Wissenschaftlichen Sektion Gesellschaftliche Speisenwirtschaft, Dr. M. Zobel, in seinem Begrüßungsvortrag fest. Trotz dieser Erfolge gilt es, die Leistungen zu erhöhen, um das materielle und kulturelle Lebensniveau der Bevölkerung weiter zu verbessern, wie der Erste Sekretär des ZK der SED, Erich Honecker, anläßlich der 13. Tagung des ZK orientierte. Forschung und Entwicklung würden ihrer Aufgabe als Produktivkraft nicht gerecht werden, wenn es nicht gelingt, die neuesten Erkenntnisse umweglos praxiswirksam zu machen. Von diesem Ziel ließen sich die Veranstalter und Referenten leiten.
Das umfangreiche Programm dieser Tagung läßt im Rahmen dieses Berichtes eine umfassende inhaltliche Darstellung nicht zu. Es wird deshalb aus den 3 Themenkomplexen auf eine Auswahl von Erkenntnissen und Erfahrungen eingegangen.

I. In der Praxis anwendbare ernährungswissenschaftliche Erkenntnisse

Im Vordergrund dieses Themenkomplexes stand der Vortrag von Dr. H. Groß (Zentralinstitut für Ernährung, Potsdam-Rehbrücke) zum Thema „Aktuelle Probleme der Welternährungssituation und ihr Platz in der internationalen Klassenauseinandersetzung". U. a. stellte er fest, daß in den sozialistischen Ländern ein gutes Versorgungsniveau bei Kalorien, Nähr- und Wirkstoffen vorhanden ist. In den entwickelten kapitalistischen Ländern besteht zwar im Durchschnitt der Gesamtbevölkerung ein beachtliches Versorgungsniveau, jedoch erweisen sich diese Staaten als Folge der antagonistischen Klassenverhältnisse als unfähig, alle Bevölkerungsschichten ausreichend zu ernähren. Die Ernährungslage in den meisten Entwicklungsländern ist unverändert durch Hunger und Eiweißmangel gekennzeichnet, da die Pro-Kopf-Produktion an Nahrungsmitteln stagniert.

Dr. R. Noack (Zentralinstitut für Ernährung, Potsdam-Rehbrücke) führte u. a. aus, daß bei gleichbleibendem kalorischem Konsum und abnehmender körperlicher Belastung sich in den letzten 70 Jahren der Anteil der Fette und des Zuckers in der Nahrung erheblich gesteigert hat. Diese Veränderung hat nicht nur Beziehungen zur Fettsüchtigkeit, sondern insbesondere auch zu den degenerativen Herz-Kreislauf-Krankheiten.

Dr. M. Zobel (Zentralinstitut für Ernährung, Potsdam-Rehbrücke) brachte u. a. zum Ausdruck, daß sich die Rezepturenkartei und das EDV-Programm zum Aufstellen und Optimieren von Speiseplänen als Rationalisierungselement bewährt hat. In 1800 Einrichtungen der Gemeinschaftsverpflegung wird mit Erfolg die Rezepturenkartei eingesetzt. Der Vertrieb der 2. Auflage erfolgt im Laufe des ersten Halbjahres 1975.

II. Lebensmittelsortiment und -produktion

Dr. D. Schilling (Handelshochschule, Leipzig) ging im Rahmen dieses Themenkomplexes auf die Aufgaben des Handels bei der Durchsetzung einer gesundheitserhaltenden und rationellen Ernährung ein. Der Schwerpunkt ist dabei, die stabile, bedarfsgerechte Sicherung des Lebensmittelangebotes in seiner Feinstruktur zu sehen. Es muß jedem Bürger die Möglichkeit geboten werden, daß er sich permanent an jedem Ort vernünftig ernähren kann. Weiterhin muß im Sinne einer rationellen Ernährung der Informationsgehalt über das Warenangebot erhöht werden.

Dr. F.-K. Grütte (Zentralinstitut für Ernährung, Potsdam-Rehbrücke) referierte zur Problematik des Fett- und Zuckeraustausches in Lebensmitteln. Dabei stellte er u. a. fest, daß mit einem Sortiment kalorienreduzierter Lebensmittel die Bemühungen einer vernünftigen Ernährung erleichtert werden können. Die Entwicklungen der bis jetzt auf den Markt gekommenen kalorienreduzierten Lebensmittel beinhalten zumeist eine Reduktion der Kalorienträger Fett bzw. Zucker.

Dr. S. Arnold (ASMW, Berlin) stellte u. a. fest, daß sich in der Industrie der Qualitätsgedanke immer mehr durchzusetzen beginnt. Um die Qualität und ihre Entwicklung aber planen und abrechnen zu können, muß sie quantitativ erfaßbar sein. Seit 1964 wurde im DAMW die Qualitätskoeffizientenmethode, kurz KQ-Methode genannt, angewendet, die 1972 weiterentwickelt wurde. Der ernährungssphysiologische Wert geht als KQ_6 zu 10% in die Gesamtqualitätsbewertung ein. Während die anderen Teil-KQ auf Meßwerten basieren, bildet die Grundlage für die Bewertung des ernährungsphysiologischen Wertes vorläufig eine Kategorisierung. Unbedingt erforderlich ist es, diese KQ-Ermittlung dahingehend weiterzuentwickeln, daß die Kategorien durch qualitative und quantitative Festlegungen über wichtige Inhaltsstoffe ersetzt werden. Diese Aufgaben übersteigen jedoch die Möglichkeiten des ASMW. Es werden deshalb alle sich mit Fragen der Ernährung befassenden Institutionen aufgerufen, bei der Lösung der anstehenden Fragen mitzuwirken.

H. Mauersberger (Rationalisierungs- und Forschungszentrum Gaststätten, Hotels, Gemeinschaftsverpflegung, Karl-Marx-Stadt) führte u. a. aus, daß die notwendig werdende Leistungssteigerung durch die Küchen der Gemeinschaftsverpflegung und des Gaststättenwesens die Anwendung rationeller Verfahren der Speisenproduktion erfordert. So kann die Nutzung vorhandener Reserven auch durch das Kühlkostverfahren verbessert werden. Auf Grund vorliegender ernährungshygienischer, ökonomischer und technologischer Versuche und der geschaffenen praktischen Beispiele in einer Vielzahl von Betrieben ist es möglich, auf dieses Verfahren zu orientieren.

III. Technik und Technologie der Gesellschaftlichen Speisenwirtschaft

Prof. Dr. H. Stündel (Handelshochschule, Leipzig) unterstrich in seinen Ausführungen, daß es bei der Intensivierung der Leistungsprozesse in Einrichtungen der Gemeinschaftsverpflegung vor allem auf folgende Erfordernisse ankommt:

1. Bestmögliche Auslastung der vorhandenen Platz- und Produktionskapazitäten.
2. Verbesserung der Materialökonomie.
3. Verbesserung der Organisation, z. B. durch Belegungspläne für Geräte und Planung des Arbeitsablaufes.
4. Nutzung aller Möglichkeiten zur rationellen Gestaltung der Technologie.

P. Oelker (Humboldt-Universität, Berlin) führte u. a. aus, daß der Herstellungsprozeß der Formfleischprodukte gegenwärtig in der Deutschen Demokratischen Republik eine über den Rahmen der bisherigen Standards hinausgehende Weiterentwicklung erfährt. Die kontinuierliche automatisierungsfähige Verfahrensführung der Formfleischtechnologie ermöglicht eine echte industrielle Produktion qualitativ hochwertiger Erzeugnisse mit ausgezeichneter Effektivität.

H.-J. Goetze

Bericht über die Durchführung der „Woche der gesunden Ernährung 1974“

Die „Woche der gesunden Ernährung 1974“ stand unter dem Motto „Gesunde Ernährung — ein Erfordernis unserer Zeit“. Sie sollte die wichtige Aufgabe wahrnehmen, alle Bürger über Inhalt und Zweck einer gesunden Ernährung aufzuklären und durch eine wesentliche Verbesserung des Leistungsangebots von Lebensmittelindustrie und Handel, der Arbeiterversorgung, Urlauberbetreuung sowie der Kinder- und Schulspeisung eine praktische Ernährungserziehung wirksam zu unterstützen.

Vorbereitungsmaßnahmen

Für die Vorbereitung und Durchführung der Woche der gesunden Ernährung lag eine Rahmenkonzeption vor. Damit war die Grundlage für die Erarbeitung abgestimmter Maßnahmenpläne in den Bezirken gegeben. In 10 Bezirken erhielten diese Pläne mit der Bestätigung durch die Räte Direktivecharakter. Die Breitenarbeit in den Bezirken wurde durch die Bildung von Organisationsstäben in den Kreisen vorbereitet. Mit der Unterstützung des Bezirksfachbeirates „Gesunde Ernährung“ und unter Leitung der staatlichen Organe gelang es vor allem in den Bezirken Potsdam, Gera, Cottbus, Leipzig und Neubrandenburg staatliche und gesellschaftliche Partner an einen Tisch zu führen (Räte der Kreise, Groß- und Einzelhandel, die örtliche Lebensmittelindustrie, Gesundheitswesen, Urania, FDGB, DFD).

Öffentlichkeitsarbeit

Viele Presse- und Rundfunkorgane der Bezirke führten 1974 eine systematische und umfangreiche, zusätzlich durch eigene Initiativen vervollständigte Öffentlichkeitsarbeit durch. Unterstützt durch einen einheitlichen Themenplan des Nationalen Komitees für Gesundheitserziehung, der Gesellschaft für Ernährung in der DDR, der Urania und des Warenzeichenverbandes „Diätetische Erzeugnisse“ sowie durch die Mitwirkung der Kreis- und Betriebspresse wurde eine bedeutend breitere Basis als in den Vorjahren geschaffen. Wesentliche Impulse in der Ernährungsaufklärung wurden durch die Zusammenarbeit zwischen der Urania und den DFD-Zentren ausgelöst. Die DFD-Beratungszentren haben sich zu Konsultationstützpunkten für die Bevölkerung zum Thema „Gesunde Ernährung“ entwickelt. Die Referenten gingen in die Produktionsbetriebe, Veteranenklubs, in Gaststätten und Wohngebiete. Vorbildliche Arbeit leisteten in dieser Hinsicht die Bezirke Leipzig, Gera und Potsdam.

Aktivitäten auf dem Gebiet der Gemeinschaftsverpflegung

In den Maßnahmeplänen der Bezirke war u. a. festgelegt: „Die Möglichkeiten für eine praktische Ernährungserziehung in den Bereichen der Arbeiterversorgung, der Gaststätten und Urlauberbetreuung sowie der Kinder- und Schulspeisung sind durch ein entsprechendes Speisenangebot wirksamer zu nutzen“. Einige Beispiele für die Umsetzung dieser Aufgaben sollen hier angeführt werden: Gute Ergebnisse auf diesem Gebiet erzielte der Bezirk Gera mit der Bildung von 27 Konsultationsgaststätten, die kontinuierlich Einfluß auf alle übrigen Speiseeinrichtungen des Bezirkes im Sinne einer gesunden Ernährung nahmen. Im Bezirk Cottbus war ein Höhepunkt der zentrale Leistungsvergleich der Betriebsküchen von 17 großen Betrieben in der Bezirksstadt. Die Verbindung dieses Leistungsvergleiches mit einer Ausstellung gesundheitsfördernder Lebensmittel durch die Produktions- und Handelsbetriebe des Bezirks hat sich bewährt. Das betrifft besonders die Vermittlung von Anregungen für die Betriebsküchen, aber auch für die Bevölkerung, zur Anwendung und Verarbeitung der ausgestellten Produkte. Hervorzuheben ist ein Modell für die Pausenversorgung in Produktionsbetrieben, das in zwei Großbetrieben des Kreises Waren (Bezirk Neubrandenburg) unter Teilnahme von Vertretern anderer Großverbrauchereinrichtungen gezeigt worden ist. Es gelang erstmals in größerem Umfang, die Prinzipien der gesunden Ernährung auch in Einrichtungen der Gemeinschaftsverpflegung zu demonstrieren.

Ernährungsaufklärung durch den Handel

Eine wesentliche Unterstützung in der Schulungs- und Beratungstätigkeit für die Mitarbeiter des Groß- und Einzelhandels haben die Einkaufs- und Informationszentren der Großhandelsbetriebe geleistet. In den Bezirken Potsdam, Cottbus, Gera, Suhl und Leipzig wurde zu Wettbewerben der EIZ (Einkaufs- und Informationszentren des Großhandels) durch die Bezirksdirektionen „Waren täglicher Bedarf“ aufgerufen. Für den Einzelhandel wurden ca. 170 Schulungs- und Informationsveranstaltungen durchgeführt, an denen über 5000 Mitarbeiter teilnahmen. Nicht unerwähnt bleiben soll der in 6 Bezirken geführte Schaufensterwettbewerb des Einzelhandels. Insgesamt wurden etwa 1000 Sonderdekorationen zum Thema Ernährung gestaltet. Beispielgebend für eine qualitativ gute Werbearbeit auf dem Gebiet der gesunden Ernährung waren die Bezirke Suhl und Neubrandenburg. Im Bezirk Suhl wurde eine Grundorientierung der Werbung (Ziel, Schwerpunkte, Werbemittel) für die Durchführung der Werbemaßnahmen gemeinsam mit dem Gesundheitswesen erarbeitet. Zwischen den Werbeabteilungen des Einzelhandels der Kreise und den Organisationsstäben des Großhandels sowie der Bezirkswerbeleiter der handelsleitenden Organe des Einzelhandels und dem Fachgebiet Werbung der Bezirksdirektion bestanden feste Kooperationsbeziehungen auf der Grundlage des gemeinsamen Planes. Aus dem Bezirk Neubrandenburg konnten eine Reihe guter Plakatentwürfe der Kreishygieneinspektion Waren/Müritz, die in Zusammenarbeit mit dem Kreiskabinett für Gesundheitserziehung und den Werbeabteilungen von HO und Konsum erarbeitet worden waren, auf der Austellung der „Sektion Ernährungswirtschaft" der Gesellschaft für Ernährung in der DDR ausgezeichnet werden.

Leistungen der Lebensmittelindustrie

In 30 repräsentativen Leistungsschauen und über 40 Kleinausstellungen trug die „Woche der gesunden Ernährung 1974" dazu bei, die Ergebnisse der Arbeit der Werktätigen der Lebensmittelindustrie und der Land- und Nahrungsgüterwirtschaft auf dem Gebiet der gesunden Ernährung sichtbar zu machen.

Schlußfolgerungen

Aus den Abschlußberichten aller Bezirke ist zu erkennen, daß im 25. Jahr des Bestehens unserer Republik die beteiligten Kooperationspartner vieles getan haben, die Woche der gesunden Ernährung zu einem Höhepunkt zu gestalten. Die entwickelten Aktivitäten nahmen gegenüber 1973 an Umfang und Intensität wesentlich zu, erfüllten den durch die zentrale Konzeption abgesteckten Rahmen und gingen teilweise noch darüber hinaus. Die Gesamteinschätzung der „Woche der gesunden Ernährung 1974" ist also positiv, insbesondere im Hinblick auf die bereits erreichte Zusammenarbeit der beteiligten staatlichen und gesellschaftlichen Einrichtungen. Außerdem erfolgte eine Stimulierung der Produktion, und es gab Verbesserungen im bedarfsgerechten, kontinuierlichen Angebot von gesundheitsfördernden Lebensmitteln.
Die einzelnen Aktivitäten müssen jedoch zu einem ganzjährigen Zusammenwirken aller Partner zur Durchsetzung einer gesunden Ernährung führen, gilt es doch, die Entwicklung sozialistischer Verbrauchsgewohnheiten ständig voranzutreiben. Zukünftig muß es noch besser gelingen, alle Bevölkerungsschichten über die Notwendigkeit einer gesunden Ernährung aufzuklären.
Das vorhandene unterschiedliche Niveau der Arbeit der Bezirke muß überwunden werden. Diese Zielsetzung wird nur mit einer aktiven Unterstützung der Einrichtungen des Gesundheitswesens, besonders der Komitees für Gesundheitserziehung, zu verwirklichen sein.
Für 1975 sind folgende Anforderungen abzuleiten:

- Die Verbesserung der zentralen Arbeitskonzeption im Hinblick auf inhaltliche Gestaltung, Öffentlichkeitsarbeit, Aus- und Weiterbildung sowie methodische Beratung.
- Das Aufstellen konkreter Pläne zur Vorbereitung und Durchführung der Wochen der gesunden Ernährung in den Bezirken und Kreisen unter Leitung der Räte.

Aufbauend auf der Zielstellung der vorangegangenen Jahre ergeben sich folgende Schwerpunkte:

1. Die weitere Stabilisierung des Angebotes gesundheitsfördernder Lebensmittel besonders auf dem Lande, verbunden mit einer zielgerichteten Ernährungserziehung. Die ernährungswissenschaftliche Grundlage bilden die „Empfehlungen zur vernünftigen Ernährung", veröffentlicht in der „Ernährungsforschung" 19 (1974) H. 4., S. 123. Eine wesentliche Voraussetzung ist die Berücksichtigung ernährungserzieherischer Gesichtspunkte in der Verbrauchslenkung unter Beachtung der richtigen Einordnung der mit dem Warenzeichen ON® in farbiger Gestaltung gekennzeichneten Lebensmittel.
2. Die Verbesserung der Gemeinschaftsverpflegung in den Betrieben sowie der Schulspeisung. Wichtig ist die ernährungserzieherische Arbeit mit den Kindern. Damit muß bereits in den Kinderkrippen und -gärten begonnen werden. Ebenfalls notwendig ist die Aktivierung der Mitarbeiter der Gemeinschaftsverpflegung. Einen Ansporn sollten die bezirklichen Leistungsvergleiche der Betriebsküchen während der Woche der gesunden Ernährung in den Bezirken darstellen.
3. Die Intensivierung der Aus- und Weiterbildung auf dem Gebiet der gesunden Ernährung. Es muß eine weitere Verbesserung der Zusammenarbeit zwischen dem Gesundheitswesen, der Urania, den Betriebsakademien und den Informationszentren des Handels erreicht werden.

Alle Aktivitäten zur Vorbereitung und Durchführung der Woche der gesunden Ernährung sollten Bestandteil des sozialistischen Wettbewerbs werden. Es kommt darauf an, die Bemühungen unseres Staates um die Gesundheit aller Bürger wirksam durch eine planmäßige Ernährungserziehung zu unterstützen. Es gilt, die Verbraucher auf die volle Nutzung des Warenangebots im Sinne einer gesundheitsfördernden Ernährung zu orientieren.

R. Mallin

FACHBEGRIFFE – KURZ ERLÄUTERT

Gebiet: Ernährungsphysiologie

Darmepithel, Mukosa, die Darminnenfläche auskleidende Zellschicht, durch die die Resorption der verdauten Nährstoffe erfolgt.

Exkretion, Ausscheidung, in der Ernährungsphysiologie die Ausscheidung von 1) nicht verdauten und nicht resorbierten Nahrungsbestandteilen mit dem Kot (Faeces), 2) im Körper verstoffwechselten und nicht mehr verwertbaren oder verwerteten Verbindungen mit dem Harn, Schweiß und über die Lunge.

Ernährung, bedarfsgerechte (im physiologischen Sinne) Zufuhr aller Nährstoffe in Qualität (Hauptnährstoffe, Mineralstoffe, Spurenelemente, Vitamine, Wasser, weitere Nahrungsbestandteile) und Quantität entsprechend den spezifischen physiologischen Erfordernissen. Die E. ist Voraussetzung für alle weiteren Lebensvorgänge des Organismus (Wachstum, Stoffwechsel, Vermehrung, Gesundheit, Leistung usw.).

Fehlernährung, Oberbegriff für Unter-, Mangel- und Überernährung. Eine oder mehrere essentielle Nahrungskomponenten (einschl. Kalorien) werden über einen längeren Zeitraum in Mengen zugeführt, die den physiologischen Bedarf und seine Toleranzgrenzen über- oder unterschreiten.

Magen-Darm-Trakt, Magen-Darm-Kanal, Gesamtheit des Verdauungsschlauches von der Magen-Öffnung bis zum After.

Mangelernährung, Fehlen oder unzureichende Zufuhr eines oder mehrerer essentieller Nährstoffe (Eiweiß, Vitamine, Mineralien usw.). Folge: Unspezifische oder spezifische Mangelerkrankungen.

Nahrung, Gesamtheit der der Ernährung dienenden Stoffe. Sie sollen Wachstum, Erhaltung und Funktionstüchtigkeit des Organismus gewährleisten.

Nährstoffe, die in der Nahrung enthaltenen Stoffe, die als Energie- und Proteinlieferanten (Grund- oder Hauptnährstoffe) sowie als Lieferanten von Mineralstoffen, Spurenelementen, Vitaminen und anderen essentiellen Verbindungen dienen. Grund- oder Hauptnährstoffe sind Kohlenhydrate, Fette, Proteine.

Nährwert, Maß des physiologischen Wertes eines Nährstoffes oder Nahrungsmittels für den Organismus. Kalorischer N.: Summe der physiologischen Brennwerte der Hauptnährstoffe anhand ihre Gehaltes in dem betreffenden Nahrungsmittel. Des weiteren erhalten Nahrungsmittel ihren N. durch ihren Gehalt an Eiweißen unterschiedlicher Qualität, ihren Gehalt an Vitaminen, essentiellen Fettsäuren, Mineralstoffen Spurenelementen und anderen physiologisch wirksamen Stoffen. Hierfür gibt es noch keinen quantifizierten Maßstab.

Parenterale Ernährung, Form der Ernährung, bei der die Nahrung nicht durch Mund — Speiseröhre aufgenommen wird. Wesentlichste Form ist die intravenöse Infusion aller lebenswichtigen Nährstoffe.

Resorption, (angelsächsisch, französ. Absorption), Aufnahme von Stoffen in das Körperinnere. In der Ernährungsphysiologie Aufnahme der verdauten Nährstoffe in das Blut (Pfortader) oder Lymphsystem. Hauptresorptionsort ist der Dünndarm, es folgen Magen, Speiseröhre, Mundhöhle; für die Wasserresorption ist der Dickdarm wichtig.

Retention, Zurückhaltung, in der Ernährungsphysiologie das Verbleiben von resorbierten Verbindungen im Organismus. Besonders wichtig bei stickstoffhaltigen Verbindungen (Aminosäuren) zur Charakterisierung des Anteils, der zur Körpereiweißsynthese verwendet wird.

Rückresorption, Resorption von Verbindungen, die der Organismus in den Magen-Darm-Trakt sezerniert hat, z. B. Gallensäuren.

Überernährung, Zufuhr von Hauptnährstoffen über den physiologischen kalorischen Bedarf hinaus. Folge: Übergewicht.

Unterernährung, Zufuhr von Hauptnährstoffen unterhalb des physiologischen kalorischen Bedarfs. Folge: Verbrauch der Fettreserven, Verstoffwechselung von Körpereiweiß (negative Stickstoffbilanz), Untergewicht mit seinen Folgen.

Verdauung, Gesamtheit der physikalischen (Kauen), chemischen und enzymatischen Vorgänge an den Nahrungsbestandteilen, die diese in eine durch den Organismus resorbierbare Form überführen. Die wesentlichsten Umwandlungen erfolgen durch die Verdauungsenzyme aus Mund, Magen, Pankreas und Dünndarm. Abbau der Polysaccharide zu Mono- und Disacchariden, der Fette zu Mono- und Diglyzeriden und freien Fettsäuren, der Proteine zu Peptiden und Aminosäuren. Der Abbau erfolgt durch hydrolytische Spaltung im Magen-Darm-Trakt.

Verdauungsenzyme, die in den Verdauungstrakt abgegebenen Enzyme zur Verdauung der Nahrung: Karbohydrasen (z. B. Amylase); Lipasen; Proteasen (Pepsin, Trypsin, Peptidasen).

Verdauungskanal, Verdauungstrakt, zusammenfassende Bezeichnung für die der Verdauung dienenden Organe: Mund, Speiseröhre, Magen, Dünndarm, Blinddarm, Dickdarm.

Verdauungssaft, Verdauungssekret, zusammenfassende Bezeichnung für die in den Verdauungstrakt abgegebenen Drüsensekrete: Speichel, Magensaft, Bauchspeichel (Pankreas)-saft, Galle, Darmsaft.) Er enthält die Verdauungsenzyme.

Kurzberichte – Kurzinformationen

● Lenin widmete der Ernährung der Kinder und Jugendlichen besondere Aufmerksamkeit. 1918 und 1919 unterschrieb er Dekrete über die Verbesserung der Kinderernährung und über kostenlose Kinderernährung. Über ihn selbst wird berichtet, daß er alle an ihn gesandten Lebensmittelpakete unverzüglich an Kinderheime weitergeleitet hat.

● Wie die „Frankfurter Rundschau" mitteilt, steigt nach Meinung der „Deutschen Gesellschaft für Ernährung" in der BRD die Zahl der durch falsche Ernährung bedingten Krankheiten ständig an und beträgt gegenwärtig 40%. Man zeigte sich vor allem bedrückt über den „Notstand" in den Großküchen von Krankenhäusern, Kinder- und Altersheimen. Bei einer Vielzahl von Heranwachsenden in den Heimen sei nicht einmal das Eiweiß-Minimum in der Ernährung gesichert. Weiterhin wird beklagt, daß das Gros der Ärzte in der BRD ebensowenig über Ernährungsfragen Bescheid wisse wie die übrige Bevölkerung. Die meisten Ärzte hätten sich bisher nur genötigt gesehen, Kenntnisse im Diätbereich zu sammeln. Damit fehle nach wie vor die Grundlage für eine vorbeugende Behandlung durch den Arzt.

● Was würden Sie sagen, wenn Sie ein sogenannter „Ernährungs- und Kochkünstler" aufsuchen und Ihnen z. B. folgende Ernährungsratschläge geben würde:
„Essen Sie nur noch Reis; denn Reis enthält alles, was der menschliche Körper braucht. Aber essen Sie nur Reis, der im Inland gewachsen ist (und da wächst ja keiner!)"; oder
„Essen Sie Koi-Koku, das ist ein hervorragender Energiespender, hilft gegen Lungenentzündung, Infektionen des Mittelohres, Fieber, Rheuma und fördert die Milchbildung stillender Mütter (Koi-Koku ist ein durch 12 Stunden Kochzeit zubereiteter Karpfen mit Klettenwurzeln, der mit Kopf und Gräten gegessen wird!)" oder
„Essen Sie kein Schweinernes; denn ein Mann, der nur Schweinefleisch ißt, wird allmählich einem Schwein ähnlich und sich auch so benehmen"?
Mit Sicherheit würden Sie so einen Scharlatan mindestens auslachen, wenn er Ihnen solchen Unsinn erzählen würde. Aber in der BRD leben (nach Frankfurter Rundschau) schon Zehntausende nach den Regeln dieser sogenannten „Zen-Diät", die auch „makrobiotische Kost" genannt wird. In den USA sollen es bereits Millionen Menschen sein, die sich dadurch ein langes Leben erhoffen. Es wird verständlich, daß anerkannte Ernährungswissenschaftler dieser Länder vor dieser Diät ernsthaft warnen und sie als eine der gefährlichsten Ernährungsweisen bezeichnen.

● ČSSR-Wissenschaftler konnten im Tierversuch nachweisen, daß Tomatenketchup, bei dem teilweise verschimmelte Rohware eingesetzt worden war, lebertoxische Wirkungen zeigte. Insbesondere erwiesen sich im Geschmack bittere Ketchuparten als toxisch.

● Die für das Brotaroma wichtigen Komponenten sind nicht primär Bestandteile der Hauptrohstoffe Getreide und Mehl, sondern werden erst während der Verarbeitung aus Aroma-Vorläufern gebildet, die in den Rohstoffen enthalten sind. Bei der Brotproduktion werden die Aromastoffe während der Teigphase vorwiegend über biochemisch-enzymatische, während des Backvorganges hauptsächlich über chemisch-thermische Reaktionen gebildet.

● Im 2. Halbjahr 1975 soll ein sogenannter „Kontaktgrill", hergestellt im VEB Geräte- und Reglerwerke Teltow, im Handel erscheinen. Das Gerät wird folgende Vorteile haben: Das Grillgut wird zwischen zwei beheizte Flächen gelegt, deren Temperatur so hoch ist, daß sich die Poren des Fleisches sofort schließen und kein Fleischsaft verlorengehen kann. Die Grillflächen werden mit einer Antihaftschicht überzogen, die ein Festhaften verhindert. Auch Waffeln, Toastbrot und Spiegeleier sollen mit diesem Gerät gegrillt werden können. Außerdem ist der Grill so konstruiert, daß bei ihm gegenüber herkömmlichen Modellen der Reinigungsaufwand stark gesenkt wird.

● Wenn man in einer Gaststätte eine Tasse bzw. ein Kännchen Kaffee bestellt, bekommt man in den meisten Fällen auch Zucker. Viele Menschen trinken den Kaffee ohne Zucker, essen den mitservierten Zucker aber trotzdem, weil er eben „bezahlt" worden ist. Nun enthalten 6 g Zucker zwar nur 24 kcal, bei 3 Tassen Kaffee am Tag wären es aber schon 72 kcal. Auch die Zuckerdose auf dem Tisch zur freien Bedienung ist heute nicht mehr mit den ernährungsphysiologischen Erkenntnissen in Einklang zu bringen. Der Gast, der seinen Kaffee mit Zucker trinken möchte, kann auch seine Bestellung dementsprechend formulieren. Es sollte deshalb zur Gewohnheit werden, bei Bestellung einer Tasse oder eines Kännchens Kaffee diesen ohne Zucker zu servieren. Das wäre ein kleiner Beitrag zur Kalorieneinsparung und zur Diabetes-Prophylaxe.

Zum 275. Jahrestag der Gründung der Akademie der Wissenschaften. Die Akademie der Wissenschaften und ihre Beziehungen zur Ernährungsforschung

Haenel, H.

Ernährungsforschung 20 (1975) H. 4, S. 99

Aufruf zur Durchführung der „Woche der gesunden Ernährung 1975"

Ernährungsforschung 20 (1975) H. 4, S. 103

Stand und Perspektive der Ernährungserziehung in der DDR

Ketz, H.-A.

Ernährungsforschung 20 (1975) H. 4, S. 104

Die Nahrung des ur- und frühgeschichtlichen Menschen

Feustel, R.

Ernährungsforschung 20 (1975) H. 4, S. 108

Vorschläge zur Erweiterung und Revision der Empfehlungen zur täglichen Vitaminaufnahme für die Bevölkerung der Deutschen Demokratischen Republik. 1. Ausgangssituation und Richtlinienvorschlag

Gaßmann, B.

Ernährungsforschung 20 (1975) H. 4, S. 112

Probleme der Frühgeborenenernährung

Heine, W.

Ernährungsforschung 20 (1975) H. 4, S. 115

Ätiopathogenese und Klinik der Hyperlipoproteinämien

Hanefeld, M.

Ernährungsforschung 20 (1975) H. 4, S. 118

FSC
www.fsc.org
MIX
Papier | Fördert
gute Waldnutzung
FSC® C083411

Kolibri 360 GmbH
Ferdinand-Jühlke-Straße 7
99095 Erfurt, Deutschland
produktsicherheit@kolibri360.de